全国中医药行业高等教育"十三五"创新教材

名医医案选评

（供中医类专业用）

主 编 杨景锋 屈 杰

中国中医药出版社
·北 京·

图书在版编目（CIP）数据

名医医案选评 / 杨景锋，屈杰主编 . —北京：
中国中医药出版社，2018.12
全国中医药行业高等教育"十三五"创新教材
ISBN 978 - 7 - 5132 - 5321 - 5

Ⅰ . ①名… Ⅱ . ①杨… ②屈… Ⅲ . ①医案—中国—
中医药院校—教材 Ⅳ . ① R249.1

中国版本图书馆 CIP 数据核字（2018）第 247817 号

中国中医药出版社出版

北京市朝阳区北三环东路 28 号易亨大厦 16 层
邮政编码 100013
传真 010 64405750
保定市西城胶印有限公司印刷
各地新华书店经销

开本 787×1092 1/16 印张 13.5 字数 193 千字
2018 年 12 月第 1 版 2018 年 12 月第 1 次印刷
书号 ISBN 978 - 7 - 5132 - 5321 - 5

定价 42.00 元
网址 www.cptcm.com

如有印装质量问题请与本社出版部调换（010 64405510）
版权专有 侵权必究

社长热线 010 64405720
购书热线 010 64065415 010 64065413
微信服务号 zgzyycbs

书店网址 csln.net/qksd/
官方微博 http：//e.weibo.com/cptcm

淘宝天猫网址 http：//zgzyycbs.tmall.com

全国中医药行业高等教育"十三五"创新教材

《名医医案选评》编委会

编写说明

名老中医是我国中医药学术和临床发展水平的杰出代表，他们独特的学术思想和丰富的临床经验是中医学发展的宝贵财富。加强名老中医学术思想传承对于培养和造就高素质中医药人才意义重大。研读名老中医医案是提高医学生辨证论治水平和临床思维的重要途径之一。

本教材的编写在充分调查研究的基础上，集思广益，借鉴了相关教材的编写思路和特点，参阅相关著作50余部，力争使本书达到"教师好教，学生好用"。

1. 本教材主要供中医类（含中西医、针灸等）本科、专科学生，以及高职学生使用。通过对名医医案的分析、思考，培养学生建立中医临床思维方法，深化辨证论治的理念，达到基础、临床知识的初步交融，加强理论与临床知识的衔接，为今后中医临床、科研工作奠定相应的基础。本课程适合在完成中医基础理论、中药学、方剂学、中医诊断学、西医诊断学学习的基础上开展。

2. 本教材的编写以科学性、实用性、创新性为指导思想，学科特点鲜明，目标导向准确，内容充实，难易适度。在编写体例方面进行了重大创新。首先，以疾病为纲，按照各科疾病编写，在案例选择上突出中医优势病种和常见病；其次，突出以问题为导向的编写体例，正文中有"疾病概述""示教医案""讨论医案""赏析医案""医案选录""医家小传"等内容，体现以培养能力、解决问题为核心的目标设置，摒弃长篇大论式的编写体例；再次，体现与时俱进、古今兼容的学术特色，所选正文医案大部分出自于民国以来享誉学界的名老中医或行业知名专家，在医案分析时适当地从联系其学术思想、时代背景、地域特点展开。

3. 本教材绪论、医案概述、津液筋脉病医案，以及全书编写体例的确定及最终统稿由杨景锋完成，心脑病医案、脾胃病医案、外科疾病医案、五官科病医案由屈杰完成，肺系疾病医案由刘明军完成，肾膀胱疾病医案由李小会、杨军完成，肝胆病医案由部环宇完成，妇科病医案由闫颖完成，全书医案选录部分由陈丽名、严谨完成。

4. 本教材对于个别医案，为便于教学，在选录时进行了技术性的修改和完善，个别西医学的检查进行了单位转化。古代医案为保持原貌，计量单位、医案格式没有调整。

5. 本教材正文部分的疾病概述主要参考了《中医内科学》《中医外科学》《中医妇科学》等教材。示教医案部分为教师授课的主要内容；讨论医案旨在引导学生课堂讨论，强化中医思维能力；赏析医案供学生课余学习；医案选录主要选取了明清以来知名医家的医案，临床价值较高，可供喜爱古代医案的学生自学。每一章之后附有练习题，供学生课后练习使用。

本教材在编写过程中，得到了中国中医药出版社、陕西中医药大学教务处及相关老师的热情指导和帮助。在此，向支持我们工作的领导、同事，以及所引用文献的作者、编辑及为本教材编写提供帮助的中医临床基础专业研究生王晨、杨亚婷等表示衷心的感谢！教材编写是一项十分复杂、艰辛的工作，由于时间仓促，知识水平有限，书中若有疏漏或不足之处，敬请各位师生在使用过程中提出宝贵意见，以便再版时及时修改和完善，更好地满足中医药教育教学的需要。

《名医医案选评》编委会

2018 年 8 月

目 录

绪　论 ▷▷▷▷
....

【学习目标】
　　1. 掌握医案课程的学习方法。
　　2. 熟悉中医医案学不同历史时期代表医家及其学术贡献。

　　医案是医家记录临床诊疗过程的文献资料，是中医几千年发展的基本载体之一。中医学的基本理论、医家的学术思想和诊疗经验、中医的学术创新和学术争鸣都在医案中得到了充分的体现。中医医案以其"宣明往范，昭示来学"的重要价值，受到了历代医家的高度重视。如名医余听鸿认为："医书虽众，不出二义，经文、本草、经方为学术规矩之宗，经验、方案、笔记为灵悟变通之用，二者皆并传不朽。"

　　中医医案学是以中医医案为研究对象，在中医理论指导下，以分析、提炼和总结中医临床实践记录为目的，研究中医诊治规律、临床思维特征、学术思想的一门学科。医案学的研究，应遵从符合中医基本原理和规律的思想，深入分析和提炼各医家独特的学术经验，并总结其共性规律，促进现代中医学的发展。中医医案学涉及中国医学史、各家学说、文献学、统计学、中医临床各科，内容体系比较庞杂，属于交叉学科。本科阶段中医专业学生重在培养其阅读、分析、欣赏名家医案的能力，锻炼中医临床思维，提高诊疗水平，因此学习的重点是名医医案选读。研究生阶段，重在应用数理统计、文献研究方法进行相关科学研究，属于探索性、研究性学习。

　　无论是名医医案选评课程还是中医医案学的学习，都需要熟悉中医医案的发展历史，熟悉不同时期的代表医家及其著作，以及与医案学相关的基本概念和方法。

一、中医医案学的发展历程

中医医案从先秦两汉肇始，迄今两千余年，绵延不绝。宋代以后随着个案专著问世，以及明代医案巨著出现，整理、研究医案逐渐被众多医家所重视，清代医案著作如雨后春笋，大量涌现，直至今日发展为中医医案学学科。了解这一漫长过程，对于认识中医医案学的历史地位、学术价值，以及把握学科的发展方向都有重要的现实意义。

（一）萌芽时期（先秦、两汉、晋唐时期）

先秦、两汉时期是中医学理论体系确立时期，其标志为《黄帝内经》《神农本草经》《难经》《伤寒杂病论》四部经典。这一时期，中医医疗已经居于较高水平，但是医案学发展尚处于萌芽时期。医案数量较少，多散见于文史著作中，医案记载比较简单，重在叙事为主，医学价值有限，医案、医话、医论等混为一体。成书于东周时期的《周礼》载有"民死则各书其所以而入于医师""岁终则稽其医事，以制食，十全为上，十失一次之，十失二又次之，十失三更次之，十失四为下"。表明早在周代，医案记录已经成为医疗活动的一部分。但有文字记载的医案多见于先秦两汉诸子、史学著作中，如《左传》中秦医缓和论治晋候之疾，《汉书·外戚传》载女医淳于衍用附子泽兰丸给新产许皇后服用，以致身死等。这一时期医案记载较为完整的要推《史记·扁鹊仓公列传》中扁鹊与太仓公的二十余则医案。仓公所载医案记载了患者的姓名、住址、职业、病情、治疗、预后以及所用剂型，突出了仓公脉诊的特色。需要指出的是，仓公记载医案的目的与之前史学记事为主不同，重在"观其所失所得"，不断总结经验，以期提高自己医疗水平。

晋唐时期，中医学不断繁荣发展，本草学、临床各科取得了较大成就，仍然没有医案专著问世，医案资料仍散见于经、史、艺文志中。

（二）发展时期（宋、金、元时期）

宋、金、元时期，虽然民族政权并存，但科学、文化、技术高度繁荣，统治阶层重视医药事业，有完善的医疗行政机构和医事制度，医学教育事业得到了极大发展。政府创建了校正医书局，校正《伤寒论》《金匮要略》等古代医书，为中医文献保存、传播做出了重要贡献，中医药事业步入繁荣昌盛、学术争鸣时期。在这一时代背景下，中医个案专著纷纷问世。其代表作为钱乙的《小儿药证直诀》和许叔微的《伤寒九十论》《普济本事方》。《小儿药证直诀》由钱乙门人阎孝忠于1119年著成，载有钱乙亲手治愈的19则儿科医案，此书不仅是现存首部儿科专著，还开创了以论附案的编写体例，影响深远。许叔微于1133年著成《伤寒九十论》，分为90证，每证一案，先举医案，后列评论，类似今日医案分析与讨论。此书被誉为我国第一部医案专著，后人有"医案之作，盖始于宋·许叔微"之说。许氏晚年所著之《普济本事方》，虽为方书，但在个别方后附有验案，以印证方剂疗效，开创了以方附案的编写体例。

受钱乙、许叔微影响，金、元时期不少医家著书立说借鉴了上述编写体例，如张子和的《儒门事亲》、李东垣的《脾胃论》《兰室秘藏》、朱丹溪的《格致余论》等。

这一时期医案不仅受到医学家的重视，而且已经成为官方医学考试内容之一。如宋代规定，医学生理论考试每年3场，前两场考三经大义题，第三场考假令病法3道，类似今日的病案分析题。此外，高年级的医学生还要轮流为其他三学（太学、律学、武学）学生及各营将士治病，并记录在案。

概括起来，这一时期中医医案发展特点为：有医案专著开始问世；医案考试成为官方规定；个案总结逐渐为医家所重视；以方附案、以论附案的编写体例逐渐流行；医案、医话、医论三者不分。

（三）成熟时期（明、清时期）

明、清时期是中国封建社会后期，国家长期统一稳定，文化、科学取得多方面的成就。中医学在承袭宋、金、元时期医学成就的基础上，名医辈出，医著如雨后春笋，层出不穷。据统计，现存明代个案专著 30 余种，清代医案近 300 种。这一时期由于温补学派、温病学派先后兴起，以及临床各科日趋分化成熟，医案著作具有鲜明的学派特点、流派特点、专科特点。如反映温补学术思想的薛立斋的《内科摘要》，反映温病学思想的《临证指南医案》《吴鞠通医案》《王孟英医案》等，反映经方特色的陈念祖的《南雅堂医案》，而杨继洲的《针灸大成》中有针灸医案 30 则，傅仁宇《审视瑶函》中有眼科前贤医案 22 例，则是专科医案的体现。

明清个案中，以清朝叶天士《临证指南医案》影响最为深远。此书一扫温补、经方派的旧例，使人耳目一新，不仅对温病学建树颇多，且对临床各科贡献卓越，其用药轻灵，自成一家的风格，令后人叹为观止。此外，晚清时期以费伯雄、马培之为代表的孟河医派兴起，他们的医案以善于化裁古方，平稳淳正，医理文采并茂著称，对民国时期医家影响甚大。江苏中医世家陈莲舫、何长治家族代有名医，医案用药稳健，平正轻灵，论理渊博，也有较高的学术价值。

明、清时期大型类案相继问世。明朝嘉靖年间，江瓘父子等搜集了自《史记》至嘉靖三十一年（1552 年）间经、史、子、集、医著中的医案，加以整理、分类，著成《名医类案》12 卷，是我国医学史上第一部大型类案专著。

受其原创性的整理思路影响，清朝魏之琇的《续名医类案》摘取了从《史记》至清朝嘉庆 1800 年间的各家医案 36 卷，集案 5000 则，是现存篇幅最为浩繁的医案类书，足以羽翼《名医类案》。

这一时期，中医医案书写理论研究引起了不少医家的重视。韩懋在《韩氏医通》中规定，医者书写医案应该有规范化的格式，认为"凡治一病用此式一纸为案"，并且提出了 6 法兼备之案，即"望、闻、问、切、论、治，六法必书"。明朝吴崑著

《脉语》一书，制定了"七书一引"医案书写格式。清代俞昌在《寓意草》一书中有《与门人定议病式》一文，系统讲述了医案格式与要求。

清朝以后，医案与医话、医事分家，医案逐渐规范化，大多理、法、方、药具备，语言简练，论理透彻。明清以后，医案在医学教育中的地位受到了重视，学习医案成为医学生成才的必由之路。

民国时期，西医大量传入我国，西医院校和医院纷纷建立，中西医处于汇通时期。这一时期的医案，除用现代汉语叙述病情之外，在书写格式上受到了西医病历格式影响，风格比较严谨、规范，且增加了现代医学病名和相关化验检查，反映了中医转型的时代特点。这一时期以何廉臣所编著的《全国名医验案类编》、张山雷所著的《古今医案平议》影响较大。

（四）繁荣时期（中华人民共和国成立以来）

中华人民共和国成立以来，党和政府高度重视中医药事业，中医医案著作纷纷问世。代表性个案著作有《蒲辅周医案》《岳美中医案集》《赵炳南临床经验集》等；类案有秦伯未的《清代名医医案精华》、余瀛鳌的《现代名中医类案选》、鲁兆麟教授领衔主编的《近现代中医名家临证类案》等。此外，大量的专科医案、专病医案、流派医案也纷纷问世，反映了中医学术的繁荣，以及对医案价值的重视。中医医案教育也逐渐受到了重视，不少学校尝试开设中医医案课程，进行医案相关学术研究，中医医案学作为一门新兴学科正快速发展起来。

二、医案学习的意义及方法

中医医案学习具有"宣明往范，昭示来学"的重要意义，开设本门课程意义重大。学习医案有助于深化已有理论知识，缩短理论与临床实践的差距，从医案正反两方面的经验中获得启发；学习医案有助于博采众长，扩展临床治疗思路，熟悉不同风格、流派的诊疗特点；学习医案有助于培养阅读、分析、撰写医案的能力，为今后临床、科研工作打下一定的基础。但由于本门课程教学素材（医案）来源广泛，中医临床治疗的主观性强，知识呈现碎片化等的特点，初学者可能存在一定的困难，因此需要掌握一定的方法。

（一）提高认识，明确目的

医案的学习不同于中医临床课程，它是中医专业后期能力、技能的提升课程，是中医学基本理论的应用研究，重在培养学生的临床思维能力，继承和发扬名医学术经验。但由于其知识的系统性、科学性不够完善，所以本门课程以自学为主，重视学生的课堂讨论。

（二）联系既往相关课程的知识点

本门课程的学习必须联系中医基础理论、中药学、方剂学、中医诊断学、伤寒论、金匮要略、中医内科学、诊断学、内科学等课程的相关知识，通过医案的学习，进一步理解相关知识点，达到温故知新、融会贯通的目的。

（三）善于研究，以自学为主，突出重点

知识的学习和掌握，是学习者自我内化、自行建立知识体系的逻辑过程。医案课的学习重在培养学习者善于钻研、勤学善悟的品质，建立学习者的知识体系和思维方式。古往今来，医案著作汗牛充栋，对于初学者而言，应该多读名医医案。

（四）学以致用，结合临床

医案是临床诊疗的真实写照，不是单纯的理论研究。初学者要结合临床，学以致用，在实践中感受知识的价值，若脱离临床，则无法将知识提升为能力。

第一章 医案概述 ▷▷▷▷

学习医案不仅要学会阅读、分析、借鉴医案的经验，还必须熟悉一些与医案相关的概念、理论，为今后深入研究医案奠定基础。

第一节 医案的概念、价值、特点

【学习目标】
1. 掌握医案及其相关的概念。
2. 熟悉医案的价值及特点。
3. 了解中医医案的不足之处。

一、中医医案的概念和价值

（一）中医医案的概念

中医医案又称诊籍、病案、脉语、脉案，是医生诊治病证的记录。它一般包含了症状、辨证、立法、处方、用药及相关情况，是中医学理、法、方、药的具体体现。

传统的中医医案实质上是医生临床实践经验的结晶、辨证思维的体现，不同于现代医学的病历。中医医案的目的在于阐述诊疗思路、治法用药的技艺。一般只记述体现辨证论治的依据和疗效，不是对患者病情的逐时、逐刻记录。概括起来，正如费开扬教授所言："（中医）医案是临床实践之真实记录，诊疗思路之客观展示，学术水平之综合反映，正反经验之自然储存。"

（二）中医医案的价值

近代经学大师章太炎曾指出："中医之成绩，医案最著。"医学史上，特别是清朝以来许多有建树的医家无不重视医案的研究，无不从历代医案中汲取丰富的知识和灵感。医案作为临床治疗的真实写照和医疗水平的客观依据，有极其重要的学术价值，必须引起足够的重视。

1. 宣明往范，昭示来学

中医医案具有"宣明往范，昭示来学"的重要价值。中医医案凝聚着历代医家宝贵的医疗经验、卓越的辨证方法、丰富的医疗技巧。这些足以作为医疗经验、医疗规范，甚至上升为医学理论，代代相传，启迪来学，这是中医学发展不可忽视的条件之一。清朝著名温病学家吴鞠通正是在数年研读《临证指南医案》《伤寒杂病论》等的基础上，构建了温病学的理论体系和框架。其所创立的大量温病学方剂，直接脱胎于叶天士医案。同时，叶天士脾胃分治、辛润通络学术思想也正是通过生动的医案得到了明确地体现，并被后世医家所推崇，以致今日成为中医学基本理论之一。

2. 弥补理论教育不足，培养知常达变的临床思维

中医医案具有弥补理论教育不足、培养知常达变临床思维的作用。目前中医院校教育主要以课堂理论讲授为主，学生虽然较好地掌握了相关理论，但临床实践能力、应用知识的能力明显不足，加之临床上患者病情变化多样，医者若无实践经验和相应的技巧，则很难胜任工作。正如孟子所言"梓匠轮舆，能与人规矩，不能与人巧"。中医学知识的学习具有理论与实践相结合，重实践经验的特点，医案学习在一定程度上可以弥补理论教学的不足，使学生感受真实的临床情景。正如张山雷所言："医书论证，但纪其常，而兼证之纷淆，病源之递嬗，则不能条分缕析，反致杂乱无章，唯医案则互随见症为转移，活泼无方，具有万变无穷之妙，俨如病人在侧，謦咳亲闻。所以多读医案，绝胜于随侍名医而相晤一堂。上下议论，何快如之。"

3. 蕴含宝贵的医学、历史、人文、政治等内容

中医医案具有丰富的医学、历史、人文等多方面价值。从宋朝至民国时期，流传于世的数以万计的中医医案，不仅为后代留下了极为丰富的医学文献资源，还蕴含着宝贵的政治、历史、经济、人文、地理等价值。不同时期的医案具有鲜明的时代背景，也反映了地域流派特色，更是医家学术涵养、临床水平的真实写照。单从医学的价值来讲，医案融合了中医基础理论、中医诊断、中药学、炮制学、方剂学、中医临床各科的知识，更为可贵的是反映了地方特色用药技巧和医家的心得体会。其中医家的心得体会具有鲜明的个性特点，是课堂理论教学很难达到的。

4. 推动学术创新和医学文献研究

中医医案具有推动学术创新和医学文献研究方面的价值。中医医案重视创新。中医自古讲究"医者意也"，重视直觉思维，医家常把得意之处、疑难杂症治验、学术感悟记录在案，医案便成了理论与实践相结合的成果。正如王燕昌在《古今医案按·序》中言："名医立案，各有心得，流传既久，嘉惠无穷。"此外，医案作为直接的原始文献素材，在当今临床研究、医史研究中的作用越来越受到重视。如《清宫医案精选》比较全面地反映了清朝宫廷的医疗水平、医疗制度。

二、中医医案的特点及不足

（一）中医医案的特点

概括而言，中医医案特别是民国以前的医案具有重视个案、突出创新、文辞优美等特点。现代医学重视群案分析，讲究规范化诊断、治疗。中医学以辨证论治、整体观念为核心，重视个体化治疗，强调三因制宜，加之中医学术流派纷呈、地域特点有别，中医非常重视个案治疗，这与现代医学从共性中把握个性治疗形成了鲜明的对比。如《临证指南医案》治疗感冒，或辛温解表，或扶正解表，或解表和里，案案皆不同。

（二）中医医案的不足

由于多方面因素影响，古代中医医案难免有不足之处，或研词琢句，讲求词华，但阐述病证机理不足；或滥于搜罗，以多为贵，以博为能，形如记账；或侈言治验，讳言己过；或首尾不全，始末难考，虽珍敝帚，终属残葩。在研究古代中医医案时，需要坚持历史唯物主义观，以及一分为二的观点理性看待中医医案的价值与不足，既要避免片面看待，苛求古人，又要防止盲目崇拜，人云亦云。

三、其他相关的概念

1. 类案

类案是按照"分类隶事"的原则，将相关书籍中的医案搜集整理，按照病证、病因等分门别类而成的研究医案的书籍。由于其遍采群书，内容广博，常分类编辑，所以得名。医案类书在医案的流传和发展中具有相当重要的作用，不少著名医家的医案，依赖类书的收载才得以保存和流传。其中以《名医类案》《续名医类案》《古今医案按》影响较大。

2. 病历

病历是患者在医院就诊期间形成的全部医疗档案，即由患者或家属陈述病情、病史，以及医护人员对患者进行诊断、治疗、护理和愈后追踪过程中形成的全部记录（包括各种文字、图表，以及所有的实验室检查和其他特殊检查的报告等）。病历档案不仅是医疗原始记录，还是医疗纠纷处理、伤残评定、诉讼案件调查的重要法律依据。病历习惯上也称为病案，其本质与中医学的医案是一致的，受医疗管理制度影响，中医医案目前在医疗机构改称为病案。本教材为突出中医特点，沿用医案的称呼。

3. 案主

案主即医案的主人。医案反映了案主的诊疗经验和学术水平。需要指出，医案的编辑、整理、出版者并非一定是医案的主人，如《临证指南医案》的案主是叶桂，其书整理者是其门人华岫云。

4. 按语

按语常附加于医案之后，具有阐发、分析、评价医案的作用。按语多为后人整理时加入，按语得当对于理解医案具有一定的帮助作用。但由于古代个别文人相轻陋俗的存在，蓄意攻击，无端指责，贬低案主医疗水平的按语也不少见，需要读者认真分辨。

5. 医话

医话是医家以笔记、短文、随笔等形式，阐述其临床心得体会，以及对其他问题的著述。作为中医学著作的重要组成部分的医话，因其形式活泼、体裁不拘、内容丰富、言而有据、俱出心裁、医文兼通、文字流畅，受到了广大中医学习者的喜爱。

6. 医论

医论是一种专门论述医者个人学术见解的专著。一般文体正式、用词讲究、学术性较强，相当于现代的医学论文，如俞昌《秋燥论》。

第二节　医案的写作格式及研读方法

【学习目标】
1. 掌握医案的研读方法。
2. 熟悉中医医案常见的写作格式。
3. 了解代表性中医医案著作概况。

一、中医医案的写作格式

中医医案不同于现代病历，不是简单的诊疗记录，而是对病情的高度概括和总结，语言精练扼要，文笔秀美，是一种文体，其常见写作格式有以下几种。

1. 正叙法

此类医案先写症状，再叙病机、治法、方药，线条清楚，主次分明，资料完整。近现代中医医案多采用此法。本教材所选用医案除"医案选录"项外，大部分是此格式。此类医案阅读、理解比较容易，逻辑性较强。

2. 倒叙法

先论述病机，再叙述症状、治法、方药，有的医案甚至省略症状。如尤在泾《静香楼医案·汗病门》一医案：

心阴不足，心阳易动，则汗多善惊，肾阴不足，肾气不固，则无梦而泄。以汗为心液，而精藏于肾故也。

生地　茯神　甘草　麦冬　川黄连　柏子仁　玄参　小麦　大枣

3. 夹叙夹议法

即边叙述病情，边分析病机、治法的医案写作格式。如《临证指南医案·中风门》一医案：

张四九，中风以后，肢麻言謇，足不能行，是肝肾精血残惫，虚风内动，下寒，二便坚阻。凡肾虚忌燥，以辛润温药。

苁蓉　枸杞　当归　柏子仁　牛膝　巴戟天　川斛　小茴

4. 省文法

叙述病情时常省略症状、舌象、脉象、病机、治法、药物剂量中的某些部分或者若干部分，称为省文法。此类医案对初学者有一定的难度，常需要以方测证，甚至有些医案由于缺失太多，失去了研读意义。省文医案多见于明、清时期，如《临证指南医案·咳嗽门》一医案：

某，寒热，右胁痛，咳嗽。

芦根一两　杏仁三钱　冬瓜子三钱　薏仁三钱　枇杷叶三钱　白蔻仁三分。

二、中医医案的研读方法

由于中医医案历史悠久，风格流派、写作体例多样，故研读医案需要掌握适当的方法，方能读透医案，领会要旨，并在此基础上进行分析、评价、总结。中医医案研读需要注意以下几点。

1. 研读医案必须具有较为深厚的语言功底和扎实的医学理论素养

民国之前的中医医案以文言文书写，对于现代医学生、医生而言，文字理解方面有一定的难度。所以必须学习医古文、古代汉语相关知识，才能读懂医案。中医医案涉及所有中医学科相关知识，所以没有扎实的理论功底，特别是方剂学、临床各科知识，是很难领会中医医案要旨的。

2. 研读医案重在感悟医家的学术思想和总结用药经验

不同时代、不同流派的医家，其学术理念、学术思想有所不同，阅读其医案便是领会其思想的重要手段。比如从费伯雄处方用药中可以体会其"医贵缓和之风"的理念；从丁甘仁处方用药中可以领略其用药轻灵的风格；从《临证指南医案》中可以看出，叶天士不仅擅长温热病治疗，而且擅长化裁仲景经方治疗外感、内伤杂病，其用药既有轻灵和缓的一面，也有朴实厚重的经方风格。

清朝名医徐灵胎曾说："一病必有一主方，一方必有一主药。"中医不仅重视辨证论治，还十分强调经验用药。研读医案，不仅要感悟医家的学术思想，更要总结其用药经验。如傅青主重用熟地黄治疗崩漏；叶天士善用桂枝、姜黄、海桐皮治疗风湿痹证；张锡纯善用牛蒡子、山药治疗咳喘；岳美中善用玉米须治疗肾炎，善用三金（金钱草、海金沙、鸡内金）治疗尿路结石；杜雨茂教授善用白茅根、石韦、鱼腥草治疗慢性肾炎；朱良春善用虫类药物治疗痹证等。这些知识是医家独特而宝贵的经验，是教科书所不能传授的，需要格外地重视。

3. 研读医案要注意训练分析方剂配伍和加减用药的能力

对于医学生而言，分析方剂和加减用药是学习医案的主要内容之一。因为不少医案都是自拟方或经验方化裁，所以有必要通过分析方剂配伍、药物的加减来领会案主的治疗思路，同时巩固已有的方剂、中药知识。方剂的临床应用是随着医疗实践活动而扩大的，古今疾病谱不同，需要借鉴名家善用经方、时方的经验。如张琪教授以善用《局方》清心莲子饮加减治疗多种泌尿系统疾病，邓铁涛教授善用补中益气汤加味治疗重症肌无力，赵炳南擅长应用龙胆泻肝汤化裁治疗多种急性皮肤病。

4. 学习医案要注意研究医家辨证要点、复诊转方的技巧

华岫云曾言："医道在于识证、立法、用方，此为三大关键……然三者之中，识证尤为紧要。"古人所谓识证相当于现代的辨证分析。辨证的前提是掌握疾病的辨证要点，但是在临床上由于患者症状繁杂或者仅仅一二症状，舌脉不著，初学者常会陷入无证可辨的尴尬境地，所以必须潜心钻研医案，掌握特殊的辨证要点。在治疗方面，古人曾有"效不更方之说"，但在临床上必须根据病情变化灵活转方，这些技巧对于初学者而言，通过医案学习是捷径之一。

三、中医医案代表作概况

中医医案著作，数以千计，举不胜举，兹列举代表性著作，供参考学习。

《名医类案》 明朝医家江瓘父子所集。全书 12 卷，主要辑录先秦至明朝嘉靖时期历代医家医案，并旁及历代经、史、子、集相关资料。按病证分类，涉及外感、内伤杂病、妇科、儿科等，共计 205 门，涉及医案 2400 余则。因搜罗广泛，内容丰富，述案完整，按语精当，为明、清医家所重视。是我国第一部综合性中医医案类书，具有极高的文献价值。

《内科摘要》 为明朝著名医学家薛己所著。全书分上下两卷，收集作者医案218首，以内科为主。虽属回忆式医案，但内容完整，语言生动，辨证细致，突出了调理脾肾论治内科疾病的思想，是我国医学史上最早以内科命名的著作，对于研究明朝脾胃病学说和温补学说具有较高的指导价值。

《临证指南医案》 为清朝著名医学家叶天士撰写，其门人华岫云等整理而成。全书共10卷，收载医案2576例，述证86种。以病证分类，涉及内、外、妇、儿诸科，所著医案篇末附其门人总评。所载医案大多有始鲜终，无从征验，但是却立论精妙，辨证精当，立法妥切，用药灵活，寒温并重，充分反映了叶氏高超的学术水平，是历史上流传最广、影响最大的中医医案之一。其学术思想为后代温病学、络病学理论体系的构建奠定了基础，同时对脾胃病学说的发展产生了深远的影响。

《古今医案按》 为清朝名医俞震所著。全书10卷，涉及内、外、妇、儿科，所选历代名医医案60余家，1060余则，涉及病证156种，以病证分类，并加按语汇集而成。俞氏重视医案的选择和处理方法，所选医案强调脉证完整，按语突出剖析异同，开创了全面评析类比研究医案的方法，在医案著作中有重要影响。

《柳选四家医案》 为清朝名医柳宝诒所著，属合刊汇编医案。该书包含了尤在泾《静香楼医案》2卷、曹仁伯《继志堂医案》2卷、王旭高《环溪草堂医案》3卷、张仲华的《爱庐医案》24则。柳氏所选医案以内伤杂病为主，按病证分类，按语简明中肯，深受后世医家好评。此著作也是研究清朝苏南地区名医学术思想的重要文献。

《王旭高医案》 为清朝王泰林所著，方耕霞整理。全书分4卷26门，以内科为主，医案结构相对完整，部分医案病情变化及方药变更清楚明了，用方古今并重，遣药严谨，按语简明。每门后撰有小结，利于后学领悟。

《全国名医验案类编》 为清末民初著名医学家何廉臣的代表作品，该书为何氏在征集全国名医医案基础上精选而成。选案300余则，分为上、下两集。上集为四时六淫病案，下集为瘟疫、喉痧、白喉、霍乱、痢疫、瘄疫6种传染病。全书所载医案专注外感，资料宏富，格式统一，记录翔实，按语精当，是一部中医治疗急性外感热病的医案专著，具有极高的临床指导价值，其医案记录格式也奠定了现代中医病案的基础。

《古今医案平议》 为民国时期著名中医教育学家张山雷所著，共 4 种，合计 17 卷。医案大多采自《名医类案》《续名医类案》《王孟医案》等明、清医案著作，内容涉及伤寒、温病、内伤杂病及外科疾病。张氏对所选医案逐一平议，引经据典，阐发透彻，对其中不足之处，能够中肯予以批评，反映了张氏严谨的治学态度，对中医临床治疗有较高的参考价值。

《经方临证指南》 为当代著名伤寒学家刘渡舟教授所著。此书收录了刘渡舟教授经方治验 207 例，并附其门人姜元安治案 19 例。全书医案简洁，分析透彻，中医特色鲜明，突出了经方的辨证思路，对于研究经方临床应用具有极高的指导价值，是当代经方医案的代表作。

《清宫医案精选》 为陈可冀院士、张京春教授所著。该书精选清朝宫廷医案近 1000 例，以现代中医学各学科为纲，病证为目，所选医案理、法、方、药俱全，辨证详明，用药精当，比较全面地反映了清朝宫廷的医疗水平，是我国第一部系统研究宫廷医案的专著。

《近现代中医名家临证类案》 为鲁兆麟教授领衔主编。该套丛书主要收集清朝中期至中华人民共和国成立初期的名医医案。医案按照临床各科分类，该书对于研究近代、现代中医医案具有很高的文献价值。

《当代名老中医典型医案集》 为"'十一五'国家科技支撑计划项目"名老中医临床经验、学术思想传承研究的重要成果之一。该套丛书涉及当代 102 位名老中医的 2533 份医案，分辑成册。该丛书涉及疾病一般均有中西医诊断，以及现代医学的必要检查，医案内容完整，特色较为鲜明，具有较高的临床指导价值。

第二章　肺系疾病医案 ▷▷▷▷

按照现代中医内科学的分类，肺系疾病主要包含感冒、咳嗽、哮病、喘证、肺胀、肺痿、肺痨等相关病证。在充分考虑中医优势疾病的基础上，本章精选了感冒、咳嗽、哮喘、肺胀4种疾病医案作为授课内容。

第一节　感　冒

【学习目标】
1. 掌握化湿和胃法在感冒治疗中的应用。
2. 熟悉疏风宣肺消导法在感冒中的应用。
3. 了解感冒的概念、病因、病机及治法。

感冒是感受触冒风邪，邪犯卫表以鼻塞、流涕、恶寒、发热、头痛、全身不适、脉浮为主要临床表现的疾病。本病四季均可发生，以冬季、春季最为常见。一般将病情轻者，称为伤风；病情重，全身症状明显，称为伤寒；在一段时期内广泛流行者，称为时行感冒，相当于流感。六淫邪气皆可导致本病，但以风邪最为常见，且常夹杂寒邪、湿邪、热邪。邪袭肺卫，卫表失和是本病的基本病机；正气不足，卫表不固是本病发生的重要内因。本病的治疗以解表达邪为基本治法，针对不同病因，灵活施治。掌握各型证候的辨证要点是治疗的前提和基础，其中正确区分风寒、风热、暑湿感冒最为关键。本病一般经治疗后，取效较快，预后较好。

示教医案

郑某，男，26岁，冶金研究院研究生。1998年7月13日初诊。

主诉：发热、头痛伴胃肠不舒5天。

现病史：患者5天前感冒，经治疗后，略有效果。刻下发热，体温38.5℃，头痛，汗多，口渴喜饮，全身困重无力，纳呆，嗳气，胃灼热，大便溏，小便黄，舌尖红，苔薄黄腻，脉细滑数。实验室检查：白细胞5.0×10^9/L，淋巴细胞40%，中性粒细胞55%。

中医诊断：感冒。

辨证：暑湿客表，脾胃失和。

治法：解表化湿，和胃降气。

方药：自拟方化裁。

荆芥穗6g　　金银花10g　　连翘10g　　　青蒿10g　　白薇10g

藿香10g　　佩兰10g　　滑石18g（包）　通草5g　　紫苏梗6g

陈皮10g　　炒枳壳10g　　旋覆花10g（包）

4剂，水煎服，每日1剂。

二诊：表气疏通，身热递退，但中焦湿热未除，下行至大肠，肛门灼热。前方去荆芥穗、白薇，加黄芩、山栀子清泻湿热。4剂，水煎服，每日1剂。

三诊：纳呆好转，肛门灼热感消失，胃肠湿热已清。今面色㿠白，困倦无力，宜调补脾胃以善后。方药如下：

党参10g　　炒白术10g　　茯苓30g　　薏苡仁30g　　陈皮10g

砂仁6g（后下）扁豆10g　　枳壳6g

4剂，水煎服，每日1剂。

（选自《国医大师医论医案医方》）

病案分析：

（1）本案为颜正华教授医案。

（2）患者发病节气为暑湿当令，症状比较典型，发热、头痛为暑热袭表，经气不利；身困无力为湿邪侵犯肌表；纳呆、嗳气、胃灼热、大便溏等为湿热伤中，脾胃失和之表现；舌尖红、苔薄黄腻、脉滑数为典型的湿热内蕴的表现，治疗宜清热化湿解表、健脾和胃行气为主。

（3）本案处方虽为临证自拟，但实际有新加香薷饮与香苏散之意，组方严谨，配伍得当。方中荆芥穗、银花、连翘、白薇合用善用清解暑热、透热达表；青蒿、藿香、佩兰善于芳香化湿，又能解表醒脾；滑石、通草取湿热从小便而利之意；苏梗、陈皮、枳壳、旋覆花合用辛苦燥湿、行气和胃以降逆。在治疗过程中根据病情变化，加减得当，特别是后期针对脾虚湿困采用参苓白术散加减，重在健脾化湿，值得学习。

讨论医案

徐某，女，32岁，已婚，工人。1980年3月12日10时初诊。

现病史：患者2天前因早孕行人工流产术，昨日上午恶露已经基本干净，唯头身仍有微汗，午后不慎受寒，即出现恶寒怕冷，微发热而无汗，头痛肢酸，鼻塞不通，时流清涕。曾服用速效感冒胶囊、板蓝根干糖浆、金银花解毒片等乏效。今晨诸症加重，特来求诊。刻下症状如前，舌质淡红，苔薄白，脉浮紧，重按似无力。考虑患者体虚，不敢贸然处方，病家一再要求中医治疗，故勉为其难。

中医诊断：感冒。

辨证：风寒表实证。

治法：辛温解表。

方药：麻黄汤小剂加味。

| 炙麻黄 3g | 川桂枝 6g | 光杏仁 9g | 桔梗 9g | 柴胡 9g |

紫苏叶 9g　　葛根 9g　　炙甘草 9g

1 剂水煎服，每煎分 2 次温服。嘱微汗后必须停服。

当日 14 时二诊：自述首煎药服后即微微出汗，但汗出不畅，自觉身虽微轻但仍不快，所以未隔 4 小时即顿服二煎，意欲一汗为快。然药后即觉头身汗出愈来愈多，口干心悸，阴道也有小量出血，遂延余前往急诊。刻下患者面色苍白，神疲体倦，浑身汗出涔涔，口干唇燥，少苔，脉细数。即予 2mL 独参注射液 2 支静脉推注，移时诸症趋缓，再处以生脉散合玉屏风散化裁如下：

北沙参 12g　　麦门冬 12g　　五味子 12g　　荆芥炭 12g　　生白术 12g

生黄芪 15g　　粉葛根 15g　　青防风 4g

4 剂，每日 2 剂，水煎服，1 日分 4 次服用。嘱避风寒，忌香燥及肥甘厚味，若有情况，即送医院治疗。

3 月 14 日三诊：诸症悉除，苔薄，脉沉细而微数，再处以八珍汤 10 剂调理，药后身体逐渐复原。

（选自《中医失误百例分析》）

问题：

（1）本案一诊病情的诊断、治法、方药是否妥当？请简述理由。

（2）根据患者二诊时的病情特点，分析其病因、病机及治法。

（3）本案对于临床工作有何启示？

赏析医案

沈小江，年十九岁，住昌安门外恂兴。

病名：冒风夹食。

原因：感冒外风，恣食油腻转重。

证候：初起微觉头痛，鼻塞喷嚏，略有咳嗽。不忌油腻，遂致咳痰不爽，胸闷气急。

诊断：两寸滑搏，舌苔边白中黄，后根厚腻。脉证合参，此食积阻滞于胃，风痰壅闭于肺也。

疗法：当用荷、蒡、前、桔为君，疏其风以宣肺，杏仁、橘红为臣，豁其痰以降气，佐莱菔子以消食，使春砂仁以和气也。

处方：苏薄荷钱半　　炒牛蒡子钱半　前胡二钱　　　桔梗一钱

　　　　光杏仁三钱　　广橘红一钱　　莱菔子一钱　　拌炒春砂仁六分

效果：连服两剂，诸症减轻。惟咳嗽痰多、黄白相兼且黏稠，原方去薄荷、牛蒡子，加瓜蒌仁四钱、马兜铃钱半、片黄芩一钱，连进三剂。病人小心忌口，遂得痊愈。

（选自《全国名医验案类编》）

医案选录

（光绪皇帝）憎寒头痛，身肢酸倦，口舌觉干，脉息左寸浮弦，右寸关滑数。（庄守和）诊为胃蓄饮热，外感风寒，拟疏风清胃饮治疗。苏叶一钱五分，防风三钱，川芎一钱五分，蔓荆子三钱（炒），黄芩三钱（酒），天花粉三钱，石斛三钱，苍术二钱（炒），陈皮一钱五分，神曲三钱（炒），生甘草八分，药引薄荷八分。

（光绪朝福嫔）发热恶寒，四肢酸痛，心悸懊恼，呕恶嘈杂，懒食少寐，脉息浮弦而滑，（李万清）诊断为气饮郁结，外受风凉，拟疏解正气汤治疗。

藿香三钱，苏叶二钱，陈皮三钱，半夏三钱（制），茯苓三钱，苍术二钱，白芷二钱，葛根二钱，焦山楂六钱，厚朴三钱，神曲三钱，枳壳三钱，药引木香一钱。

（选自《清宫医案集成》）

某（二一），风邪外袭肺卫，畏风发热，咳嗽脘闷，当用两和表里。淡豆豉一钱半，苏梗一钱，杏仁三钱，桔梗一钱半，连翘一钱半，通草一钱。

（选自《临证指南医案》）

某，感冒暑邪，寒热日作，胸闷头痛，脉来濡数，拟用疏解。豆卷四钱，神曲三钱，荆芥穗一钱，藿香梗一钱，苏梗一钱，生草五分，枳壳一钱，新会皮一钱，赤茯苓二钱，白蔻仁五分，川朴一钱，法夏一钱，谷芽三钱，青荷叶一角。

某，外感风邪，内有食滞，发热恶寒，胸闷不舒。治宜表里双解。青蒿一钱，葛根二钱，前胡一钱，薄荷一钱，陈皮一钱，连翘二钱，豆豉三钱，制半夏一钱，神曲三钱，生熟谷芽各三钱，荷叶一角，姜一片。

（选自《费伯雄医案》）

【医家小传】

颜正华（1920—），江苏省丹阳县人，原名绍棠，字秀峰，著名中医学家，中药学专家。17岁拜马培之再传弟子杨博良为师，为孟河医派第四代传人。1940年在丹阳悬壶，1957年奉调北京中医学院，历任中药学教研组组长、中药方剂教研室主任、中药教研室主任等职，2009年被评为首届"国医大师"。颜老从事中医药研究70余载，擅长内科杂病治疗，谙熟本草，医药兼通，主编了我国高等中医药院校首部《中药学》教材。

第二节 咳 嗽

【学习目标】
1. 掌握燥湿化痰、清热化痰法在咳嗽中的应用。
2. 熟悉补肺益肾法在咳嗽中的应用。
3. 了解咳嗽的概念、病因、病机及治法。

咳嗽是因感受外邪或脏腑功能失调导致的肺失宣降，肺气上逆作声，或咯吐痰液为主要特征的疾病，有声无痰称为咳，有痰无声称为嗽，统称咳嗽。咳嗽的外感病因以风邪、寒邪、热邪致病最为常见，风邪常为先导，多夹杂其他邪气。内伤因素主要与肺、肝、脾、肾等功能失调，痰浊、水饮、火邪、气逆犯肺，肺气不利，肺失肃降有关。一般认为内伤因素多与痰、火密切相关，肺气不足，肾气亏虚，脾失健运在咳嗽病机演变中也较为常见。咳嗽治疗当分清外感、内伤与邪正虚实，外感咳嗽多为实证，一般以祛邪利肺为主；内伤咳嗽多为虚实夹杂，应标本兼治。

中医学的咳嗽主要相当于现代医学中的急、慢性支气管炎、慢性咽炎、部分肺炎、肺结核等。

示教医案

何某，男，75 岁。1990 年 6 月 29 日初诊。

患者罹患慢性咳喘病 40 余年，每于冬季受凉后咳嗽、咯痰、气喘。近 1 月来气喘加重，咳嗽，咯白痰量多。6 天前因恶寒发热，体温 39℃，全身酸痛入院治疗。入院后诊断为肺部感染，予以抗感染，止咳平喘等治疗后，目前发热恶寒、身体酸痛基本消失，但余症未明显好转，症见咳嗽、气喘、痰多，痰色由黄变白，时感心慌自汗，纳减。舌质淡红嫩，苔黄腻，脉细滑。

中医诊断：咳嗽。

中医辨证：痰湿阻肺，肺失肃降。

治法：宣肺化痰，肃肺降气。

方剂：杏苏散加减。

紫苏叶 10g	杏仁 10g	桔梗 10g	前胡 10g	白果 10g
炙甘草 3g	麦冬 10g	大枣 5 枚	炙枇杷叶 10g	法半夏 10g
茯苓 10g				

服用 6 剂后，咳喘俱减轻，痰少，精神增，心慌自汗止，但食欲欠佳，口干，大便干。舌质红，苔黄厚腻，有黑苔，脉细滑。证属痰郁化热，肺阴灼伤，治以养阴清肺，健脾化痰祛湿。方药如下：

玉竹 10g	杏仁 10g	薏苡仁 10g	天花粉 10g	荷叶 10g
石斛 10g	茵陈 15g	芦根 15g	枇杷叶 10g	火麻仁 15g

继服 6 剂，咳喘平，但觉全身乏力，食欲不佳，大便干结，小便频，淋漓不尽，原方加山楂 10g，泽泻 10g，调理善后。

（选自《咳喘病效验录》）

医案分析：

（1）本案为高辉远医案。

（2）本案患者就诊时以"咳嗽、气喘、咯痰"为主诉，符合中医内科学咳嗽病的诊断。患者素有咳喘病史，本次发病，表里同病，表有恶寒发热，里有咳嗽、咯痰、气喘、心悸，虽经治疗，外感已除，但痰浊内盛，肺失肃降，故见咳嗽、咯痰、气喘。脾为生痰之本，肺为贮痰之器，患者久患咳喘，肺脾俱虚，但急则治其标，刻下宜止咳化痰，宣肺降气为主。

（3）一诊以杏苏散加减治疗，方中佐以白果、枇杷叶增强止咳平喘功效。患者一诊时痰由黄变白，但舌苔黄腻，说明病情处于寒热转变之际，用药不可偏颇太过，以防病随药转。二诊时，病性由寒转热，湿热蕴肺，且邪热伤津，故见口干，大便干，舌质红，舌苔黄腻。治疗宜清热化痰，养阴利肺。方中杏仁、薏苡仁，取三仁汤之意，宣肺化湿，润肠通便；玉竹、天花粉、石斛、芦根合用，养肺阴、清肺热；茵陈、荷叶清热利湿。二诊亦可选用清金化痰汤加减治疗。

讨论医案

高某，女，36岁。1992年1月30日初诊。

患者半月前因感受风寒出现恶寒无汗，咳嗽少痰，前医投以羚羊清肺丸等治疗，效果不显。刻下咳嗽喉痒，痰少而黏，胸闷憋气，口鼻干而饮水不多，无汗，乏力，饮食一般，大便干，2～3日一行，尿微黄。月经正常。患慢性咽炎8年。察其咽部充血，舌红，苔黄腻，脉浮滑。听诊两肺呼吸音稍粗。

中医诊断：咳嗽。

辨证：风寒袭肺，化火生痰。

治法：清热宣肺，降气化痰，止咳利咽。

方药：银翘散加减。

荆芥穗10g	金银花10g	连翘10g	桔梗5g	生甘草5g
化橘红6g	紫菀10g	苦杏仁10g（碎）	白前10g	全瓜蒌30g
贝母10g	竹茹10g			

4剂，每日1剂，水煎3次，每次250mL温服，忌生冷、辛辣及油腻。

复诊（2月3日）：药后咽痒、咳嗽憋气减轻，纳食好转，惟鼻干加重，涕黄黏带血，余症同前。证属痰热，以热为主，治以清肺泄热，方药如下：

黄芩10g	全瓜蒌30g	竹茹10g	金银花10g	连翘10g

贝母 10g　　橘红 10g　　紫菀 10g

再进 6 剂, 药尽而诸症悉除。

（选自《颜正华临证验案精华》）

问题：

1. 本案患者全瓜蒌用 30g, 有何意义？

2. 本案患者咳嗽、喉痒、咽部充血、舌红, 还可以加入哪些药以增强疗效？

赏析医案

李某, 女, 28 岁。

产后月余, 咳嗽喘促, 息短气低, 气不能续, 难以平卧, 小便频数, 随咳而遗尿, 颜面色白, 睑颐水肿, 纳差, 大便干结, 口苦, 舌质淡红, 脉象虚数。

中医诊断：咳嗽。

辨证：肺肾两虚。

治法：补肺益肾。

方剂：麦味地黄丸加减。

熟地黄 24g　　山药 12g　　山茱萸 12g　　茯苓 10g　　麦冬 15g

五味子 10g　　桑螵蛸 15g　　紫苏子 10g　　益智仁 10g

3 剂水煎服。

二诊：咳嗽气短大减, 纳可, 咳嗽遗尿止。嘱令再服 3 剂。

（选自《咳喘病效验录》）

医案选录

某，雨湿，寒热汗出，痰多咳嗽，大小便不爽，胸脘不饥，脐左滞塞。湿痰阻气。杏仁、莱菔子、白芥子、苏子、郁金、姜皮、通草、橘红。

宋（二一），脉右浮数，风温干肺化燥，喉间痒，咳不爽，用辛甘凉润剂。桑叶、玉竹、大沙参、甜杏仁、生甘草，糯米汤煎。

陆女，燥风外侵，肺卫不宣，咳嗽痰多，不时身热，当用清药，以清上焦。桑叶、杏仁、花粉、大沙参、川贝、绿豆皮。

李（三四），久嗽经年，背寒，足跗常冷，汗多色白，嗽甚不得卧，此阳微卫薄，外邪易触，而浊阴夹饮上犯。议和营卫，兼护其阳。黄芪建中汤去饴糖，加附子、茯苓。

（选自《临证指南医案》）

（乾隆朝循嫔）发热头闷，咳嗽痰盛，胸胁胀痛，脉息浮数，（陈世官等）诊为肺胃积热，外受风凉，拟宣肺宁嗽汤。杏仁一钱五分（炒，研），苏叶一钱五分，前胡一钱五分，枳壳一钱五分（炒），桔梗二钱，防风一钱五分，牛蒡子二钱（炒，研），浙贝母一钱五分，瓜蒌三钱，黄芩一钱五分，玄参二钱，生甘草五分，药引灯心三十寸，秋梨三片。

（选自《清宫医案集成》）

【医家小传】

高辉远（1900—2002），湖北省蕲春县人，出生中医世家，当代著名中医学家，中国人民解放军第 305 医院主任中医师，中央保健委员会预防保健会诊专家。曾以助手身份跟随当代杰出中医学家蒲辅周先生学习 17 年，完整继承了蒲老的学术思想和医疗经验，同时谦虚向其他医家学习，师古不泥古，博采众长。从医 60 余年，在中医内科、妇科、儿科特别是老年病方面颇有建树，其医术精湛，得到国家领导人的高度认可，著有《蒲辅周医疗经验》《蒲辅周医案》等。

第三节　哮　喘

【学习目标】
1. 掌握"实喘治肺，虚喘治肾"的思路及射干麻黄汤的临床应用。
2. 熟悉补肾纳气法在哮喘中的应用。
3. 了解哮喘的概念、病因、病机及治法。

中医学哮喘是哮病与喘证的统称。一般认为哮病以喉中痰鸣、呼吸困难为主；喘证以气喘、喘息，甚至鼻翼翕动、不能平卧为特点。二者的区别在于哮必兼喘，喘未必兼哮，喘以气息言，哮以声响言。但从临床实际出发，哮病与喘证鉴别意义不大，因为二者治法、病机基本一致。古今不少医家也不同意将哮喘分成两种疾病。比如王肯堂提出"哮喘相类"，当代医家任继学、李寿山等主张以哮喘命名。中医内科学早期教材也是以哮喘命名，近年来受中西医结合思想影响，将本病分述为哮病与喘证两大类。本教材认为，从临床角度而言，以哮喘命名更为合理、简洁，因为哮病、喘证名异而治同，无本质区别。

哮喘的病因有外感、内伤两大类，病位主要在肺、肾，涉及肝、脾等。外邪犯肺、饮食不当、情志失调、正气不足导致痰气不利，肺气上逆，宣降失司，肾失摄纳发为哮喘。哮喘治疗分虚实论治，实喘治肺，多以祛邪解表，降气化痰为主；虚喘治肾，多以补肾纳气，培补脾肾为主。从痰辨治哮喘有重要意义，痰多、色白、畏寒、脉浮紧者多为风寒袭肺，治宜疏风散寒；痰少色黄、质黏、舌红苔黄、脉滑多为痰热，治宜清热化痰。哮喘持续加重，张口抬肩，不能平卧，心悸汗出，烦躁不安，汗出如珠为喘脱之象，急当固脱平喘，多选参附汤治疗或结合现代医学抢救。

示教医案

于某，女，76 岁。2000 年 2 月 16 日初诊。

主诉：咳嗽、气喘反复发作 30 余年，复发加重半月。

患者既往有慢性支气管炎病史，半月前受凉后，出现高热、胸痛、咳嗽、气喘，在外院诊断为"慢性支气管炎并双下肺感染"经抗生素治疗后，热退咳轻，但喘息不减，遂来就诊。刻下：自述喘憋胸闷，气短懒言，心悸胸痹，夜不能卧，咳轻痰少，口苦喜饮，纳差，耳鸣耳聋，夜间四肢肌肉抽搐，大便干，3 日未行，小便短少，舌干红无苔，脉沉涩结代。

血压 150/90mmHg，呼吸 25 次 / 分，脉搏 129 次 / 分，体温 36.5℃。患者面色晦暗无泽，喘息不止，张口抬肩。颈静脉怒张，桶状胸，听诊两肺可闻及哮鸣音，肺底湿啰音。心音强弱不一，心律不齐。双下肢轻度水肿。心电图：快速房颤，室率 129 次 / 分，T 波改变。

中医诊断：哮喘。

辨证：肺肾阴虚，痰瘀阻肺，心失所养。

治法：养阴清肺，平喘宁心，化痰通络。

方药：自拟方。

太子参 10g	南沙参 15g	麦冬 10g	桃仁 10g	杏仁 10g
百合 15g	僵蚕 6g	胆南星 6g	地龙 12g	白芍 15g
川贝母 9g	枇杷叶 15g	紫苏子 12g	葶苈子 10g	炙甘草 6g

7 剂水煎服。

二诊：自述喘憋明显减轻，仍有轻度气短，偶有心悸，耳鸣耳聋，食欲差，口干喜饮，舌红少苔，脉沉涩。听诊双肺散在少量喘鸣音，双肺底细湿啰音，心律齐。心电图：窦性心律，偶发房早。原方加减如下：

太子参 10g	南沙参 15g	麦冬 10g	僵蚕 6g	胆南星 6g
地龙 12g	白芍 15g	川贝母 9g	枇杷叶 15g	葶苈子 15g

炙甘草 6g　　　五味子 4g　　　枸杞子 12g　　　制何首乌 12g

7 剂水煎服。

三诊：患者面色润泽，神清气爽，自述喘消气平，胃纳佳，唯耳鸣腰酸，继服六味地黄丸调理。

（选自《咳喘病效验录》）

医案分析：

（1）本案为路志正教授医案。

（2）患者以咳嗽、气喘为主诉，符合中医学哮喘的诊断。患者外感虽除，但余邪未尽，且长期患病，肺肾不足。口苦喜饮乃热邪伤津，耳鸣耳聋、四肢肌肉抽动、舌干红无苔乃阴津不足，清窍、筋脉失于濡养所致；心悸、胸痹、脉涩结代乃阴血不足，脉道不利，心失所养所致。患者病位主要在肺、肾、心，病理因素主要有阴虚、血瘀、气虚。病机主要为余邪留扰，痰瘀阻络，肺肾不足，治疗宜标本兼治，重在滋养肺肾，兼以化瘀通络，平喘宁心。

（3）一诊处方虽为自拟方，但组方精妙，药无虚发。方中太子参、沙参、麦冬善于滋养肺胃，白芍、贝母、百合能养阴润肺，同时又能滋阴安神；桃仁、杏仁、地龙善于通络化瘀，又能平喘止咳，润肠通便；枇杷叶、葶苈子、紫苏子、胆南星意在降气化痰止咳。二诊收效后，加入五味子、枸杞子、制何首乌意在补益肝肾，后期以六味地黄丸滋肾养阴。整个治疗过程，一药多用，善于配伍，值得学习。

讨论医案

唐某，男，57 岁。2009 年 5 月 18 日初诊。

主诉：发作性胸闷气喘 5 年余。

患者 10 岁时诊为哮喘，时有发作，近 5 年来患者咳嗽、胸闷、气喘反复发作，遇冷后症状加重，平素间断服用氨茶碱，吸入万托林治疗。3 天前咳嗽，胸闷，气喘发作，故来我科治疗。刻下，咳嗽时作，痰色白多泡沫，夜间胸闷，活动后气喘，咽痒，鼻塞，鼻流清涕，易汗出，怕冷，夜寐差，纳可，二便调。舌质红，苔薄白，脉小弦。

中医诊断：哮喘。

辨证：风寒犯肺，肺失宣降。

治法：祛风散寒，宣肺平喘。

方剂：射干麻黄汤加减。

麻黄根 9g	桂枝 6g	白芍 12g	射干 9g	细辛 6g
半夏 9g	蝉蜕 6g	辛夷 6g	黄芩 12g	紫菀 15g
款冬花 9g	路路通 9g	苍耳子 9g	淮小麦 30g	炙甘草 9g
大枣 12 枚	胡颓叶 9g			

14 剂，水煎服。

二诊（2009 年 6 月 1 日）：服药 14 剂，咳嗽好转，痰量减少，汗出减轻，咽喉痒，无胸闷气喘，舌暗红，苔白，脉细弦。守上方去麻黄根、细辛、半夏加桔梗 10g，荆芥 12g，防风 12g，防己 12g，白术 12g。再服 14 剂，药后诸症消失，随访 2 月未发。

（选自《当代名老中医典型医案集·邵长荣》）

问题：

（1）本案治疗是否可以选用小青龙汤加减？请试从病机、治法角度解释理由。

（2）本案处方中选用蝉蜕、苍耳子意义何在？

（3）试分析本案一诊处方方义。

赏析医案

钱，男，76 岁。十一月，上海。

耄耋之年，下元久虚，入冬以来，咳喘频发，痰多稀白，行动气逆，形寒怕冷，饮食少进。今午突然口张息促，额汗如珠，面青足冷，俯伏几案，不能平卧，按脉两手沉细近微，舌淡苔薄。真气衰惫，孤阳欲脱，亟拟扶元镇固，以挽危急。

别直参 9g（另煎和入）　　　　蛤蚧尾 1 对（研细末，分 2 次吞）

淡熟附块 9g　炮姜 5g　　五味子 5g　　局方黑锡丹 12g（杵，包煎）

二诊：昨进扶元救脱之剂，喘息略平，额汗已收，足冷转温，面容苍白，脉象细弱，精神疲乏。虚喘在肾，再当温摄下元。

熟附块 12g　牛膝炭 9g　　煨补骨脂 9g　胡桃肉 4 枚（盐水炒）

炒胡芦巴 9g　制巴戟天 9g　北五味子 5g　沉香末 2.4g（分冲）

熟地炭 15g　紫河车 5g（焙，研细末，分吞）

三诊：咳喘较平，已能平卧，饮食稍进，精神见振，惟腰膝酸软，动则气逆，脉象虽细，较应前指。再拟原法续进。

熟附块 9g　大熟地 15g　怀牛膝 9g　　煨补骨脂 9g

潼蒺藜 9g　炒菟丝子 9g　五味子 3g　　灵磁石 30g（先煎）

制巴戟 9g　紫河车 3g（焙，研细末，分吞）

四诊：喘逆渐平，咳少痰稀，胃纳已苏，面色转正，脉来细缓，舌苔薄白。拟固摄肾气。

金匮肾气丸，每日早晚各服 6g，用淡盐汤送吞。

（选自《近现代中医名家临证类案·叶熙春》）

医案选录

王，受寒哮喘，痰阻气，不能着枕，寒。川桂枝一钱，茯苓三钱，淡干姜一钱，五味一钱（同姜捣），杏仁一钱半，炙草四分，白芍一钱，制麻黄五分。

翁（四二），脉细尺垂，形瘦食少，身动即气促喘急。大凡出气不爽而喘为肺病，客感居多。今动则阳化，由乎阴弱失纳，乃吸气不入而为喘，肾病何辞？治法惟以收摄固真，上病当实下焦，宗肾气方法意。熟地、萸肉、五味、补骨脂、胡桃肉、牛膝、茯苓、山药、车前子，蜜丸。

（选自《临证指南医案》）

岳，少年体质阴亏，兼伤烦劳，脉虚促，热渴颊红，痰血喘急，速进糜粥以扶胃，食倾喘定，证宜清调肺卫，润补心营。甜杏仁、阿胶、沙参、川贝母、茯神、枣仁、麦冬、石斛、瓜蒌仁、黄芪（蜜炒）。三副脉匀证退。继进燕窝粥，喘嗽悉止。治以培土生金，潞党参、山药、炙甘草、玉竹、五味子、茯神、杏仁、莲子、红枣，食进。丸用加减都气丸而安。

（选自《类证治裁》）

【医家小传】

路志正（1920— ），中国中医科学院广安门医院主任医师、教授。路志正14岁起学习中医，从事中医临床工作60余年，精通中医典籍，崇尚脾胃学说、温病学说，擅长治疗内科脾胃病、胸痹病、痹证，以及妇科、儿科疾病，重视湿邪发病因素，强调用药轻灵活泼，提倡疑难病综合治疗，著有《中医症状鉴别诊断学》《中医内科急症》《路志正医林集腋》等。

第四节　肺　胀

　　肺胀是多种慢性肺系疾病反复发作，迁延不愈，肺脾肾三脏虚损，从而导致肺气胀满，不能敛降，以喘息气促、咳嗽咯痰、胸部膨满、胸闷如塞，或唇甲发绀、心悸、水肿，甚至出现昏迷、喘脱为主要临床表现的疾病。本病每因外邪诱发加重，痰浊、水饮、瘀血相互影响，兼见同病，导致肺气胀满，不能肃降。肺胀的病理因素有虚实之分，实证多由邪气壅肺，肺失宣降；虚证多由肺肾两虚，导致肾不纳气，肺气上逆。脾虚痰浊内生，久病肾阳亏虚在本病发病机制中也十分常见。本病早期以痰浊为主，渐而痰瘀并重，继而水饮为患，后期正虚邪盛，预后较差。本病的治疗以祛邪扶正为基本治法，根据标本缓急，有所偏重。外感邪气者，以宣肺祛邪为主；痰浊内盛者以化痰降气为主；阳虚水泛者，以温阳利水为主。

　　本病主要相当于现代医学的肺源性心脏病、慢性阻塞性肺病。

示教医案

　　韩某，女，60岁。1992年1月10日初诊。

　　主诉：反复咳喘30年，加重2年。

　　患者1961年6月由东北转业到绵阳工作即开始出现气喘、咳嗽。初服用西药可缓解症状，但停药即复发。近2年来喘咳加重，长期服用抗生素、平喘止咳药和激素未见好转。刻下：喘息张口抬肩，不能平卧，胸闷，右胁下胀痛，稍动则心悸，气不得续。体胖，面浮丰满如月，双下肢轻度水肿。面色晦暗，唇及爪甲紫暗。舌质暗红，边尖齿痕，苔白腻，脉沉细数。

中医诊断：肺胀。

辨证：脏气虚衰，痰瘀水饮互结。

治法：益气宁心，化瘀祛痰利水。

处方：自拟金水交泰方。

南沙参100g　葶苈子30g　黄精30g　　黄芩30g　　地龙30g

苏子30g　　赤芍30g　　甘草30g　　制南星15g　木蝴蝶10g

五加皮10g　沉香6g

服药2剂，喘咳、心悸大减，咯痰利，尿量增多。原方继续服用3剂后，轻微喘促、咳嗽，下肢肿消，自觉呼吸畅快。原方去南星、五加皮，甘草减至10g，常服以巩固疗效。

（选自《李孔定医学三书》）

医案分析：

（1）本案为李孔定医案。

（2）肺胀为咳喘病反复发作，迁延不愈而得，病机关键不外乎本虚与标实两方面。本案患者患病30余年，肺气虚损，肃降无权，故喘息不能平卧；气虚则血行不畅，肺络、心络瘀滞，治节失司，故见胸闷，胁痛，心悸，面色晦暗，唇甲紫暗；气虚则气化不利，水液内停，则见颜面、下肢水肿。苔白腻乃湿浊之象，舌暗红乃血瘀之象，脉沉细数乃里虚之象。总体而言，肺气虚损、气虚血瘀、肺气不降，治疗宜大补肺气以治本，活血化痰降气以治标。

（3）李孔定主任医师运用自拟方金水交泰方治疗本病，非常强调药物剂量。重用沙参、葶苈子不但能润肺平喘，还能益气强心；方中南星、苏子化痰燥湿；黄精、甘草滋肾润肺兼补脾益气；地龙、赤芍活血通络；木蝴蝶宽胸利膈；沉香纳气归肾；黄芩以泄肺热；五加皮利水。全方标本兼顾，补行清温同施。需要说明，四川成都、绵阳地区中药一剂服用 2 天（4 ～ 6 次）。

讨论医案

陈某，男，68 岁。1998 年 10 月 10 日初诊。

主诉：反复咳喘 8 年余，再发伴双下肢浮肿 2 周。

患者 8 年前无明显诱因出现咳喘，曾住院 5 次治疗。近 2 周来，咳喘再发且明显加重，伴双下肢浮肿。入院时症见神清，咳嗽，痰白或黄，难咯出，呼多吸少，端坐呼吸，汗出，怕冷，无发热，口唇发绀，下肢浮肿，大便秘结，尿少色黄，舌质暗红，苔黄白腻，脉弦细数。

中医诊断：肺胀。

辨证：肺肾气虚，寒热错杂，水饮犯肺，肺气壅遏。

治法：清肺化痰，化饮利水。

方药：瓜蒌薤白半夏汤加减。

瓜蒌 15g	薤白 10g	法半夏 10g	白术 10g	蒲公英 15g
鱼腥草 15g	细辛 6g	制南星 10g	葶苈子 30g	大枣 6g
丹参 15g	赤芍 15g			

水煎服，日 1 剂，连服 3 日。

二诊（1998 年 10 月 14 日）：服药后咳嗽、双下肢浮肿减轻，端坐呼吸有改善，原方再进 7 剂。

三诊（1998 年 10 月 24 日）：咳嗽、喘息基本控制，夜能平卧，诸症皆减。停用西药，继续予瓜蒌 15g，薤白、半夏各 10g，黄菊花、仙灵脾、石菖蒲、茯苓各 15g，郁金、桂枝、白术、当归各 10g，赤芍 15g，细辛 6g。水煎服，每日 1 剂，连续服用 14 剂。

四诊（1998年11月8日）：服药后上述诸症皆除，可下床活动，饮食、夜寐尚可，临床症状已控制出院。出院后嘱其继续服用金匮肾气丸，每日3次，每次6g，生脉饮每日早晚各10mL，以巩固疗效。

（选自《当代名老中医典型医案集》）

问题：

（1）仔细阅读医案，分析其病机，如何理解"寒热错杂"病机？

（2）试分析一诊处方方义，并回答处方使用丹参、赤芍意义。

（3）四诊为何选用金匮肾气丸、生脉饮善后？

赏析医案

张某，男，60岁，2006年3月17日初诊。

患慢性支气管炎、肺气肿病史10余年，每因气候交变时发作。近2周因受凉病情加剧，咳喘，胸闷，夜间不能平卧，下肢水肿，于2006年3月17日入院。患者呼吸喘急，口唇发绀，神志尚清，精神萎靡，至傍晚则出现嗜睡，呼之尚能睁眼，小便失禁。血气分析：pH 7.296，PCO_2 79.5mmHg，PO_2 30mmHg，SO_2 48%。

诊断：肺性脑病，肺胀危候。

处理：急予吸氧，呼吸兴奋剂尼可刹米、洛贝林静脉滴注，哌拉西林、头孢哌酮抗感染，中药小青龙汤加味等治疗抢救。

二诊（2006年3月21日）：患者神志模糊，语无伦次，颜面水肿，球结膜水肿，舌质红绛无苔，脉细滑。

分析：此为痰瘀交阻，蒙蔽心脑，肺失清肃，宣降无权，郁久化热，暗耗津液所致。

治法：化瘀泄热，宣窍豁痰。

方药：抵当汤合葶苈大枣泻肺汤加减。

水蛭 3g　　　大黄 9g　　　　葶苈子 30g　　大枣 7 枚　　　半夏 30g

石菖蒲 30g　　海浮石 30g　　苏木 4.5g　　　降香 2.4g　　　枳实 9g

2 剂，水煎服。

三诊（2006 年 3 月 23 日）：进服一剂后，当日大便通畅，量多，次日神志清醒，精神略振，咳喘稍平，口干欲饮，纳食思进，小溲畅利，颜面水肿稍减，球结膜水肿消退。病势已衰，乃改以小其制而进。

水蛭 3g　　　大黄 6g　　　　葶苈子 15g　　大枣 7 枚　　　半夏 30g

石菖蒲 30g　　海浮石 30g　　苏木 4.5g　　　降香 2.4g　　　枳实 9g

再进 3 剂，诸症悉平。复查血气分析：pH 7.344，PCO_2 55.9mmHg，PO_2 97mmHg，SO_2 96.9%。乃改以健脾宣肺、养阴化痰之剂善后，病情日见好转，于 4 月 10 日出院。

（选自《国医大师医论医案医方》）

医案选录

曹氏，肺痹，右肢麻，胁痛咳逆，喘急不得卧，二便不利，脘中痞胀。得之忧愁思虑，所以肺脏受病，宜开手太阴为治。紫菀、瓜蒌皮、杏仁、山栀子、郁金汁、枳壳汁。

方氏，冷暖失合，饮犯气逆，为浮肿喘咳，腹胀，卧则冲呛，议用越婢方。石膏、杏仁、桂枝、炒半夏、茯苓、炙甘草。

张（四一），痰饮喘咳，肌肉麻痹，痞胀不堪纳谷，冬寒日甚，春暖日减，全是阳气已衰，阴浊逆于上。肺药治嗽，无非辛泄滋润，盖辛散则耗阳，滋清助阴浊，浊阻在阳分，气不肃降，为夜不得卧。小青龙汤意主乎由上泄水寒，直从太阳之里以通膀胱，表中里药也。仲景谓饮邪当以温药和之，驱阴邪

以复阳，一定成法。早肾气去萸，换白芍、炒山楂炭，水法为丸，晚《外台》

茯苓饮，姜枣汤法丸。

（选自《临证指南医案》）

【医家小传】

李孔定（1926—2011），四川省绵阳市中医院主任医师，四川省有突出贡献的优秀专家，全国名老中医。从事中医医疗、教学工作60年，在《黄帝内经》《伤寒杂病论》等中医经典研究方面，造诣深厚，闻名遐迩。擅长治疗疑难杂症，临床经验丰富，创立了新方41首。其学生著有《李孔定医学三书》，系统反映了李老的学术思想和医疗经验。

医案练习题

阅读以下医案材料，做出疾病诊断（疾病名、证候）、病机分析、治法、方剂及处方用药。

医案1. 患者李某，男，25岁。2007年11月1日就诊。主诉发热、头身疼痛1天。1天前，天气突变，患者不慎受凉后出现发热恶寒，头身疼痛，自测体温38℃，伴神疲乏力，四肢关节疼痛明显，流涕鼻塞，纳可，眠可，无咳嗽咯痰及咽喉疼痛，皮肤黏膜无皮疹，二便调，舌苔薄白、舌质淡红，脉浮紧。平素体弱。

医案2. 患者孙某，女，50岁。1995年10月20日就诊。主诉咳嗽、咯痰、气喘3月。患者自诉今年入冬以来，一直咳嗽，夜间加重，胸闷，气喘，背部及两胁处疼痛，怕冷，出汗，纳可，眠可。查体：心率68次/分，律齐，未闻及杂音，双肺可闻及小水泡音，呼吸急促。前医按"痰湿阻肺"治疗，效果不佳。患者既往有胸膜炎病史，目前仍有胸闷、胸痛。刻下患者咳嗽、咯白色黏痰，口苦，小便黄，大便干，舌质淡红，苔薄黄而腻，舌下静脉迂曲怒张。西医诊断为"慢性支气管炎"，经多种抗生素治疗无效。患者自以为不治，烦躁欲死。

医案 3. 患者张某，女，50 岁。2013 年 4 月 5 日就诊。主诉干咳少痰 2 周。患者诉 3 周前不慎受凉后出现发热恶寒，头痛鼻塞，经治疗后，上述症状缓解，出现咳嗽，夜间加重，干咳为主，服用多种西药之后，未见明显缓解。刻下干咳，晨起有少量黏痰，口苦，胸闷，咽痒不舒，纳可，寐差，二便调。舌淡红，苔微腻略黄，脉沉。检查咽喉壁轻度充血，淋巴滤泡增生，扁桃体不大。

医案 4. 黄某，男，57 岁。1999 年 1 月 3 日就诊。主诉咳嗽、气喘 4 天。患者 4 天前受凉后出现咳嗽，气喘，伴发热，最高体温 38.9℃，多汗。就诊时发热，咳喘明显，痰黄稠难咯出，心烦，口干，大便 3 日未解，舌苔黄腻，脉象滑数。查体：神志清楚，听诊双肺满布干、湿啰音。胸片提示：右上肺感染。

医案 5. 谭某，男，68 岁。反复咳嗽、气喘 10 余年，加重伴心慌、水肿、尿少 6 天。10 余年前患者因感冒后出现咳嗽，以后每次受凉后咳嗽加重伴喘息，未予以重视。3 年前咳喘加重，伴心慌气短，双下肢轻度水肿，医院诊断为"慢性支气管炎、肺气肿、肺心病"，治疗后病情有所缓解。6 天前受凉后喘咳加重，动则益甚，痰黄质稠，不易咯出，伴心慌、尿少、面部及双下肢水肿，无恶寒发热，无胸痛等不适。舌质紫暗，舌苔黄腻，脉象沉细数。

第三章　心脑病医案 ▷▷▷▷

　　心脑病是临床常见病，其中以心脑血管疾病最为常见，多见于老年患者。中医学治疗心脑疾病疗效显著，本章选取了常见病不寐、胸痹心痛病、眩晕、中风病医案。

第一节　不　寐

【学习目标】
　　1. 掌握疏肝解郁、活血安神法在不寐中的应用。
　　2. 熟悉清热化痰法不寐中的应用。
　　3. 了解不寐病的概念、病因、病机及辨证要点。

　　不寐是以入睡困难，或者寐中易醒，或者彻夜不寐为主要临床表现的病证。不寐在中医文献中也被称为不得卧、目不瞑、卧不安等。不寐病的发生主要与情志失调，劳倦思虑过度，年迈体虚等导致阴阳失调、阳不入阴有关，其病位主要在心、肝、肾、脾胃。病理性质有虚实之分，虚者气血不足，阴液亏虚，神失所养；实者肝郁化火，心火偏亢，痰热扰心。久病一般虚实夹杂，或兼瘀血。本证的辨证要点是辨虚实。疲倦乏力，少气懒言，面色无华，多梦易醒，或者胆怯心悸，舌淡苔白，脉沉弱，或沉细，多为虚证。实证主要表现为心烦易怒，口苦咽干，头晕目眩，面红目赤，舌红苔黄腻，脉滑数或弦滑。本病的治疗以补虚泻实为主。虚证常用的治法有补益心脾，安神定志，养血安神，滋阴降火；实证常用的治法有清心安神，清肝化痰，活血安神等。

　　现代医学中的神经衰弱、焦虑症、抑郁症等疾病可以参考本病治疗。

示教医案

许某，女，59岁，教师。1995年1月12日初诊。

主诉：失眠3年余。

病史：3年前因母亲病故，悲伤过度，夜眠不安，甚至通宵不眠，精神极度紧张，悲观，欲轻生。在精神病防治所诊为抑郁症、焦虑症。每日需服5种16片安眠药，初服有效，后渐失效，服安眠药仅模糊入睡1～2小时，慕名前来就诊。诊见目光呆滞，情志抑郁，纳谷不振，大便干结，苔薄白腻，舌质紫暗，脉细微弦。

诊断：郁证，不寐。

辨证：肝郁脾虚，气滞血瘀。

治法：疏肝解郁，活血安神。

方药：自拟方。

柴胡10g	赤芍15g	知母15g	细生地15g	枸杞子15g
麦冬15g	五味子10g	淮小麦30g	生甘草10g	白芍15g
丹参30g	山萸肉10g	制首乌15g	夜交藤30g	合欢皮30g
枣仁30g（打）	朱茯神15g	生龙牡各30g（先煎）		

7剂。医嘱：每日外出散步2次，适当做家务，调畅情志。

二诊：药后心情稍平静，同服西药能入睡4小时许。纳谷稍振，大便干结，口干欲饮，舌苔薄白，质暗红，脉微弦。方证相应，再守原方14剂。

三诊：患者病情逐步稳定。35天后开始递减西药，50天后停服西药。至第63剂方药时，患者自觉精神豁然开朗，能安然入睡7～8小时，无梦扰，生活工作恢复正常。1997年4月患者来门诊随访，已恢复工作2年。

（选自《平肝活血法验案撷菁》）

医案分析：

（1）心主神明，脾主运化。忧思过度，心脾虚弱，故见纳谷不振，大便干结；另一方面忧思亦伤肝，肝气郁滞，气郁则血不行，故见情志抑郁，舌质紫暗。心为君主之官，主神明，目光呆滞则为神伤。所以本案病位不仅在肝，还与心脾关系密切。脉细微弦，细为血虚，弦为肝之脉，为气滞。病情虚实夹杂，但失眠核心病机为阳不入阴，故治疗以疏肝解郁，活血安神，佐以健脾养心。

（2）处方虽然庞杂，但章法明确，方中柴胡疏肝；小麦、甘草益气养心；山萸肉、赤白芍、五味子、麦冬等酸甘化阴，以养肝血；丹参活血安神；夜交藤、合欢皮、茯神、龙骨、牡蛎安神以治标。失眠虽然不是重病，但也需要守方治疗，此外合理开导，心理治疗也很有必要。

（3）从辨证论治角度考虑，柴胡疏肝散、越鞠丸、四逆散、逍遥丸等皆可以作为基础方加减使用。

讨论医案

贾某，女，28岁，已婚。

产后逾月，夜难入寐，辗转反侧，心烦不宁。曾服西药镇静，初时尚能入睡，近则罔效，且病情日重，几乎彻夜不眠。伴见日夕潮热，头晕口苦，心中烦悸，惕然易惊，泛恶欲呕，口黏痰多，神疲乏力，下肢微肿，舌质淡，边尖红，苔白腻。

中医诊断：不寐。

辨证：脾虚不运，痰热扰神。

治法：健脾清热，化痰安神。

方剂：黄连温胆汤加味。

清半夏 9g　　云茯苓 15g　　广陈皮 6g　　淡竹茹 12g　　莲子心 3g

淡条芩 12g　　柏子仁 12g　　炒枣仁 12g　　远志肉 9g　　夜交藤 12g

朱麦冬 12g

服药 3 剂，已能入睡，可睡 5 个小时。但仍梦多易惊，倦软乏力，腹胀胫肿，纳少便溏，烦劳则有低热，脉见沉滑无力。此痰热虽清，而脾胃未复，元气微伤，烦劳则低热者，乃"劳则气耗"耳。处方：

野党参 15g　　炙黄芪 9g　　炒白术 9g　　云茯苓 15g　　冬瓜皮 12g

广陈皮 6g　　朱麦冬 9g　　夜交藤 12g　　酸枣仁 12g　　柏子仁 12g

远志肉 9g　　炒神曲 12g

连服 6 剂，诸症悉退，嘱服归脾丸，日服 2 丸，以为善后。

（选自《哈荔田妇科医案医话选》）

问题：

（1）本案诊断为"脾虚不运，痰热扰神"的依据有哪些？

（2）同一患者，为何前后治法截然不同？这对临床中医诊疗有何启发？

赏析医案

刘某，女，50 岁。2005 年 12 月 20 日初诊。

患者糖尿病病史 10 余年，血糖控制尚可，自诉失眠半年，每晚睡前服安定片，由 1 片已增至 3 片，效果不显，遂来本院就诊。每晚睡眠时间不足 3 小时，且入寐困难，心烦多梦，头晕耳鸣，健忘，舌红少苔，脉细数。

诊断：不寐。

辨证：肝肾阴虚，虚火上炎。

治法：滋阴潜阳，清心安神。

方剂：栀子豉汤合酸枣仁汤加减。

栀子 30g	淡豆豉 20g	酸枣仁 20g	茯苓 15g	知母 10g
半夏 10g	川芎 10g	丹参 20g	夜交藤 20g	陈皮 15g
枸杞子 20g	夏枯草 10g	白芍 15g	熟地 20g	党参 30g
黄芪 30g	黄精 20g	甘草 15g		

每日 1 剂，水煎服，并嘱患者停服安定片，治疗 1 个疗程后，患者心烦多梦、头晕耳鸣症状有所缓解，夜来惊醒次数减少，但仍感入睡困难，上方重用酸枣仁 45g，治疗 1 个疗程后，每晚已能入睡 5 ～ 6 小时，夜梦减少，效不更方，后连续服药 2 个疗程，睡眠恢复正常，随访半年未再复发。

（选自《中华中医药学刊》，高天舒教授治疗 2 型糖尿病合并失眠的经验，

2007 年 08 期）

医案选录

邱某，时病后，阴液必伤，因劳复，入夜仍是烦躁多言，神志不静，且阴液内耗，厥阳外越，化风化火，燔燥扇动，致阴不敛阳，寐不成寐，此属阴损之证，最不易治，宗仲景酸枣仁汤之意。酸枣仁、茯神木、知母、白芍、麦冬、生牡蛎、生甘草。

胡某，年四十，握算有筹，用心太过，心烦不寐，服天王补心丹不效。近日恶寒减谷，脉微而弱，宜先理胃气，以助生发而除虚寒，用补中益气汤加茯神、枣仁、远志，二帖而寒止，继投归脾、养心二法，渐次而安。

（选自《医案偶存》）

某，春脉当弦而反微，是肝虚也。肝虚魂不藏，夜不得寐，昼日当寤而反寐，是胃虚也。胃为两阳合明之腑，胃虚则阳气失明，故昼日反寐。补肝之虚以藏魂，益胃之虚以补气。生熟枣仁、茯神木、新会皮、党参、半夏、生熟

谷芽、秫米、白芍、炙甘草。

（选自《王旭高临证医案》）

【医家小传】

王翘楚（1927—），上海市中医医院主任医师，上海中医药大学教授，全国名老中医药专家指导老师，从事中医药临床、科研工作 50 余年，倡导从肝论治不寐，提出"五脏皆能不寐"学说，擅长应用中医药理论治疗不寐、高血压等杂病。

第二节 胸痹心痛

【学习目标】
1. 掌握行气活血、化痰宽胸法在胸痹中的应用。
2. 熟悉温阳散寒法在胸痹中的应用。
3. 了解胸痹心痛病的概念、病因、病机。

胸痹心痛是胸部闷痛或胀痛，喘息不得卧为主要症状的疾病，轻者感觉呼吸欠畅，胸膺、肩背部隐隐疼痛或者胀痛，可以自行缓解；严重者胸痛彻背，背痛彻心，持续不能缓解，甚或出现心悸、晕厥。本病病因主要与年老体虚、寒邪内侵、饮食失调、情志失调、劳倦内伤等有关，其病位在心，但与肝、脾、肾等关系密切。其病机属于本虚标实，发作期以痰浊、瘀阻、寒凝痹阻心脉为主，缓解期多以气阴两虚，心肾阳虚为主。本病的治疗标本兼治，急则治其标，缓则治其本。常用的治法有活血化瘀，化痰行气，辛温散寒，通阳宣痹，益气温阳等，必要时采用中西医结合抢救治疗。

现代医学中的心绞痛、心肌梗死，以及呼吸、消化系统部分疾病表现为胸痹心痛者，可以参考本节治疗。中医医案文献中胸痹心痛病又被称为卒心痛。

示教医案

黄某，女，52岁。2005年6月1日初诊。

主诉：胸闷痛牵背，短气3年。

3年前出现胸闷痛掣背，短气，曾诊为冠心病心绞痛。常服"丹参滴丸、速效救心丸"等。近1月胸闷痛牵背，短气，发作频繁，伴有头晕，善太息，便秘，脉弦滑数，舌暗红。心电图示：Ⅰ、aVL导联T波倒置，V$_5$导联T波低平；Ⅰ、aVL、V$_5$导联ST段降低，心电轴左偏。西医诊断：冠心病，心绞痛。

中医诊断：胸痹。

辨证：气滞血瘀夹痰热。

治法：行气活血，涤痰宽胸。

方剂：小陷胸汤合血府逐瘀汤加减。

黄连9g	半夏10g	瓜蒌20g	姜黄10g	柴胡8g
桃仁12g	红花12g	赤芍12g	白芍12g	蒲黄10g
延胡索12g	丹参18g	薤白12g		

水煎服，日1剂，分2次温服，停用西药。

二诊（2005年7月2日）：服药30剂，胸闷痛减，尚偶有背痛，痛处如指甲大，咽如炙脔。脉弦滑数，舌暗红。心电图：Ⅰ、aVL、V$_5$导联T波低平。分析：脉舌同前，症虽减，证未变，又增咽如炙脔，此为痰瘀互结，痹阻于咽。仍宗前方加僵蚕12g，蝉蜕6g，桔梗12g。服法同前。

三诊（2005年8月4日）：又服药30剂，症除，脉弦缓滑，舌色已正常。心电图已大致正常。嘱继服30剂，以固疗效。

（选自《当代名老中医典型医案集·内科分册心脑疾病·李士懋医案》）

医案分析：

（1）本案患者以胸闷痛牵背、短气为主，基本符合胸痹诊断。其辨证关键是舌脉。脉弦滑数，弦主气滞血瘀，滑数多为痰热，舌暗红多为血瘀。患者头晕、善太息为肝郁气滞之象，便秘为痰热腑实之症。综合病情，辨证为气滞血瘀夹痰热。所以治疗以行气活血，涤痰宽胸为主。

（2）小陷胸汤原方主治痰热互结心下之痞满胀痛，本案借用其清热化痰之功，重用瓜蒌，配以薤白意在宽胸理气宣痹。血府逐瘀汤是治疗胸痹的效方之一，合用则增强效果。

（3）患者经过治疗后症虽减，证未变，又增咽如炙脔，考虑为痰瘀阻滞咽喉，加入僵蚕、蝉蜕、桔梗取升降散之意，宣痹利咽。本案前后治疗 60 余剂，病情缓解明显，说明了痰瘀阻滞病情较为顽固，需要耐心治疗。

讨论医案

王某，女，56 岁。1978 年 2 月 17 日初诊。

主诉：胸闷，伴心悸、气短 1 年。

病史：一年来，患者常感胸闷、心悸、气短，严重时感胸痛，平素形寒畏冷，手足不温，双下肢冷痛难耐，纳少，小便清长，大便溏薄，疾病发作时常冷汗淋漓，痛苦万分，舌淡苔白，脉沉细无力，双寸脉若有若无。24 小时动态心电图：频发室性期前收缩，二联律。西医诊断：冠心病、心绞痛、心律失常。

中医诊断：胸痹。

辨证：心肾阳虚，阴寒凝滞。

治法：温通心肾，散寒通脉。

方剂：参附汤合当归四逆汤。

红参 10g（另煎）	制附子 10g（先煎）	炙甘草 10g	桂枝 10g
当归 10g	细辛 3g	丹参 30g	炙黄芪 30g
生姜 10 片	大枣 6 枚		

5 剂水煎服，每日 1 剂。

2 月 22 日复诊：患者服用上方 3 剂后，畏寒症状明显减轻，手足转温，胸痛减轻，但仍感心悸、胸闷，故在原方剂基础上加生龙牡各 18g（先煎）。水煎服，日 1 剂，6 剂。

患者服用上方后症状消失，以益气活血通瘀之品善后。

（选自《刘志明医案精解》）

问题：

（1）当归四逆汤原方治疗血虚寒厥，本案辨证为阳虚寒凝，为何可以使用？

（2）分析本案病机、处方用药特点。

赏析医案

陆某，男，42 岁。

患者形体肥胖，患有冠心病心肌梗死而住院，治疗两月有余，未见功效。现症见：心胸疼痛，心悸气短，多在夜晚发作。每当发作之时，自觉有气上冲咽喉，顿感气息窒塞，有时憋气而全身出冷汗，有死亡来临之感。颈旁之血脉有随气上冲，心悸而胀痛不休。观其舌面水滑欲滴，脉沉弦，偶见结象。刘老（刘渡舟）辨证为水气凌心，心阳受阻，血脉不利之心病。处方：

茯苓 30g	桂枝 12g	白术 10g	炙甘草 10g

此方服用 3 剂，气冲得平，心神得安，心悸、胸痛及颈动脉胀痛诸症明

显减轻。但脉象仍带结，犹显露出畏寒肢冷等阳虚见症。于上方加附子9g，肉桂6g以复心肾阳气。服用3剂手足转温，而不恶寒。但是心悸、气短犹未痊愈，再于上方中加入党参、五味子各10g，以补心肺之气。连续服用6剂，诸症解痊。

（选自《刘渡舟验案精选》）

医案选录

某，痛久入血络，胸痹引痛。血络痹痛。炒桃仁、延胡、川楝子、木防己、川桂枝、青葱管。

某（六五），脉弦，胸脘痹痛，欲呕便结。此清阳失旷，气机不降，久延怕成噎膈。薤白三钱，杏仁三钱，半夏三钱，姜汁七分，厚朴一钱，枳实五分。

（选自《临证指南医案》）

蒋，胸右偏痛，呼号欲绝，日夕不能卧。医初疑胃气，疏香燥破气方不应，改用乳香、当归、延胡、五灵脂，由气分兼入血分，乃益痛，更谓心痛彻背。予问曾呕否，曰莫也。予谓痛不在心胃，乃胸痹耳。症由胸中阳微，浊阴上干。仲景治胸痹喘息短气，用瓜蒌薤白白酒汤通阳豁痰，复加半夏，正合斯症。仍加橘红，一啜遂定。

（选自《类证治裁》）

【医家小传】

李士懋（1936—），主任医师，教授，博士生导师，第二届国医大师。从事中医药临床、科研工作60余年，成果丰硕，发表学术论文多篇，擅长治疗内科杂病如胸痹、中风、不寐、肿瘤、发热等，学术上主张"溯本求源，平脉辨证"。

第三节 眩 晕

【学习目标】
1. 掌握清热泻火、滋阴平肝法在眩晕治疗中的应用。
2. 熟悉温阳利水法在眩晕中的应用。
3. 了解眩晕的病因病机、辨证要点。

眩晕是临床常见病证，眩是目眩，即眼花或眼前发黑，视物模糊；晕是头晕，即感觉自身或外界景物旋转，站立不稳，因二者常同时并见，故统称为眩晕。其轻者闭目可止，重者如坐车船，旋转不定，不能站立。本病的病因病机分虚实，本虚常由阴亏、气血亏虚、髓海不足等所致；本虚标实多为肝阴亏虚，肝火上扰，或脾胃虚弱，痰浊中阻而致。治疗原则主要是补虚而泻实，调整阴阳。虚证以填精生髓、滋补肝肾、益气养血、调补脾肾为主；实证则以潜阳、泻火、化痰、逐瘀为主要治法。

现代医学中的耳性眩晕、脑性眩晕，以及其他原因引起的眩晕可参照本病治疗。

示教医案

张某，女，54 岁，1952 年 5 月 21 日初诊。

主诉：头晕、耳鸣 3 年。

3 年来，患者逐渐出现头晕，耳鸣，心跳，气促等症状。经医院检查血压为 180～200/100～120mmHg，屡经治疗，上症时轻时重，血压仍未降至正常。近数月来，无明显诱因出现鼻衄，有时周身窜痛，胸间堵闷，性情急躁，饮食减退，大便干结，数日一行，舌苔黄垢，脉寸关弦数有力。平素喜进膏腴，体态素丰。

中医诊断：眩晕。

辨证：腑实火盛，上焦郁热。

治法：苦寒折逆，清火泻实。

方药：自拟方。

条黄芩 6g	川黄连 3g	生石膏 18g	酒川军 4.5g
大生地 16g	山栀子 6g	龙胆草 4.5g	白薇 6g
代代花 4.5g	怀牛膝 12g	白蒺藜 10g	代赭石 12g（先煎）
鲜生地 10g	沙蒺藜 10g	川郁金 6g	旋覆花 6g（包煎）

3 剂，水煎服，日 1 剂。

二诊（1952 年 5 月 24 日）：服药后大便已通畅，鼻衄未发，头晕、胸闷均已渐轻，耳鸣、心跳加速仍存，血压 180/110mmHg，仍照前法略作调整。

方药：

灵磁石 24g（先煎）	紫石英 24g（先煎）	旋覆花 6g（包煎）
代赭石 12g（包煎）	大生地 6g	鲜生地 6g
炒山栀 6g	酒黄连 3g	酒黄芩 6g
龙胆草 4.5g	怀牛膝 12g	白茅根 18g
东白薇 6g	沙蒺藜 10g	厚朴花 6g
佛手花 6g	炒远志 6g	黄菊花 10g

7 剂，水煎服，日 1 剂。

三诊（1952 年 5 月 31 日）：前方服后鼻衄未发，头晕、耳鸣均明显减轻，食欲渐开，胸间不闷，大便亦不干结，血压 150/100mmHg，方药：

前方去白薇、白蒺藜、厚朴花、佛手花，加蝉蜕 4.5g，菖蒲 4.5g，常服。

（选自《大国医经典医案诠解病症篇·眩晕头痛》）

医案分析：

（1）本案为当代著名中医学家施今墨教授医案。患者平素喜进膏腴，体态素丰，积热生火，腑气不通，火热迫血上行，故头晕、耳鸣、鼻衄、心跳、气促、周身窜痛、胸闷、急躁，大便干结，数日一行。证属腑实火盛，上焦郁热。治宜苦寒折逆，清火泻实，必用苦寒挫其腾焰，故首诊用黄芩、黄连、石膏、酒川军清泻腑实，服后腑气即通，鼻衄止，不再进苦寒之剂。

（2）二诊以头晕减，耳鸣、心动过速、血压高见证，此为肝阳上亢，以旋覆花、代赭石、磁石、紫石英等药物重镇平肝潜阳，栀子、佛手花、菊花等药疏肝解郁之剂以固其本。三诊即见诸症减轻，略作加减以常服巩固疗效。

讨论医案

苑某，女，66 岁。1994 年 3 月 14 日初诊。

10 年前无明显原因出现头晕耳鸣，腰膝酸软，反复测血压均高于正常值，最高达 230/110mmHg，间断服用降压药物，病情时轻时重。近几天来头晕耳鸣、腰膝酸软加重，并出现半侧面部疼痛不能碰，张口受限，有关医院诊为"三叉神经痛"。刻下：头晕耳鸣，口苦心烦，右侧颜面疼痛，手不敢触碰，张口受限，说话进食困难，腰膝酸软，舌红苔白，脉弦。血压 200/110mmHg。

诊断：眩晕。

辨证：肝肾阴虚，水不涵木，肝阳上亢。

治法：补益肝肾，平肝潜阳。

方剂：杞菊地黄丸加味。

枸杞子 10g	菊花 10g	山茱萸 10g	生地 10g	熟地 10g
茯苓 10g	泽泻 10g	丹皮 10g	山药 10g	白芷 10g
川芎 10g	牛膝 10g	夏枯草 15g	钩藤 15g（后下）	桑寄生 20g

灵磁石 20g（先煎）

15 剂，水煎服，日 1 剂。

二诊：1994 年 3 月 30 日。服药后，诸症减轻，右侧颜面仍痛，但程度有减，血压降至 170/90mmHg。上方川芎量改到 15g，再服 8 剂。

三诊：1994 年 4 月 8 日。患者面痛全部消失，其他诸症亦减轻，唯夜休差，血压降至 150/90mmHg，前方加酸枣仁 15g，继服 14 剂。

四诊：1994 年 5 月 9 日。诸症悉减，血压恢复到 140/85mmHg。后以杞菊地黄汤加夏枯草 15g，钩藤 15g（后下），黄芩 10g，川芎 10g，白芷 10g，羌活 10g，7 剂，巩固疗效。

（选自《大国医经典医案诠解病症篇·眩晕头痛》）

问题：

（1）本案患者诊断为眩晕病肝肾阴虚肝阳亢证的依据有哪些？

（2）联系中医学知识，回答耳鸣、心烦的病机有哪些？

（3）根据所学方剂学知识，本案还可以考虑用哪些方药治疗？并简述理由。

赏析医案

王某，男，58 岁。1981 年 12 月 11 日初诊。

头脑眩晕 3 年，两目视物模糊，时有耳鸣，有时夜寐不宁，心中常有悸动，苔白腻，舌质淡而胖，脉沉细。素有高血压病，屡服凉血、平肝、潜阳之剂，迄无效验。

诊断：眩晕。

辨证：少阴病，水气上凌。

处方：真武汤加味。

熟附子 12g　　　　　生白术 15g　　　　　生白芍 15g

| 茯苓 15g | 煅磁石 30g（先煎） | 牡蛎 30g（先煎） |
| 桂枝 9g | 车前子 9g（包煎） | 生姜 6g |

3 剂，每日 1 剂，水煎服。

二诊：1981 年 12 月 14 日。药后眩晕已减，心悸未瘥，夜寐不宁。原方桂枝改 15g，加酸枣仁 12g，制半夏 12g，2 剂。

三诊：血压降至 160/80mmHg，诸症好转，仍以前方续服 5 剂而愈。

（选自《大国医经典医案诠解病症篇·眩晕头痛》）

医案选录

徐，脉左浮弦数，痰多，脘中不爽，烦则火升眩晕，静坐神识稍安，议少阳阳明同治法。痰火。羚羊角、连翘、香豆豉、广皮白、半夏曲、黑山栀。

吴（四五），诊脉芤弱，痰多眩晕。心神过劳，阳升风动，不可过饮助升，治痰须健中，息风可缓晕。九蒸白术、炒杞子、白蒺、茯苓、菊花碳。

（选自《临证指南医案》）

（嘉庆朝总管张进忠）头痛眩晕，恶风身软，脉息弦滑，（傅仁宁）诊为内热受凉，以川芎茶调饮治之。川芎一钱五分，菊花二钱，荆芥穗二钱，白芷一钱五分，羌活一钱五分，防风一钱五分，细辛六分，黄芩二钱，蔓荆子二钱，生甘草八分。

（选自《清宫医案》）

【医家小传】

施今墨（1881—1969），祖籍浙江省杭州市，近代著名中医学家。学术上，施老提出十纲辨证，即"以阴阳为总纲，表里虚实寒热气血为八纲"。临床上，施今墨强调"有是症，用是药，不应以医生个人所好和习惯成为温补派、寒凉派……"。施今墨善于处方，精于配伍，经门人整理，已出版《施今墨临床经验集》《施今墨对药临床经验集》等书。

第四节 中 风

【学习目标】

1. 掌握平肝息风、通腑泄热、豁痰化瘀开窍法在中风治疗中的应用。
2. 熟悉益气通络法在中风中的应用。
3. 了解中风的病因病机、辨证要点。

中风病是以突然昏仆、半身不遂、口舌歪斜、言语謇涩或不语、偏身麻木为主要临床表现的病证。正气亏虚，饮食、情志不节，劳倦内伤等引起气血逆乱，产生风、火、痰、瘀，导致脑脉痹阻或血溢脑脉之外为本病的基本病机。本病治疗分急性期、恢复期。急性期常用的治法有平肝息风、清化痰热、化痰通腑、活血通络、醒神开窍合扶正固脱、救阴回阳法等；在恢复期及后遗症期，多为虚实夹杂，治宜扶正祛邪，常用育阴息风、益气活血等法。中风病主要相当于现代医学脑血管病。

示教医案

陈某，男，62岁。1994年5月9日初诊。

患者于1994年5月9日晚洗头时，突觉右侧上下肢活动无力，继而出现失语，右侧上下肢偏瘫，神志昏迷。即请当地卫生所值班医师检查，体温37.9℃，血压160/110mmHg，神志昏迷，被动体位，体胖，面赤身热，双瞳孔等圆等大，右鼻唇沟变浅，口角左㖞，颈软，肺气肿征，双肺底可闻及湿啰音，心率104次/分，律不整，右侧上下肢体弛缓，巴宾斯基征阳性。既往有高血压病史十多年，平素嗜烟酒。发病后曾请附近医院神经科医师会诊，拟诊为"脑出血与脑血栓相鉴别",建议暂不宜搬动,应原地治疗,待病情稳定后再送医院做 CT 进一步确诊。因所在地为工厂卫生所,鉴于医疗条件所限,治疗颇感棘手,遂请余会诊。诊查:症如上述,烦躁,间有抽筋,气粗口臭,喉间痰声辘辘,大小便闭,口唇红而干,舌红绛,苔黄厚干焦,脉弦滑数。

中医诊断:中风(直中脏腑)。

辨证:肝风内动,痰瘀阻塞清窍。

治法:平肝息风,豁痰化瘀开窍。

处方:

(1)安宫牛黄丸每天一粒半,其中一粒内服,余半粒用冷开水 10 毫升调匀,用棉签蘸药水频频点舌。

(2)针刺太冲(双)

(3)中药

羚羊角 30g（先煎）	竹茹 12g	天竺黄 5g	草决明 20g
胆南星 10g	地龙 10g	田七片 10g（先煎）	橘红 10g
连翘 12g	陈皮 5g	丹参 10g	

每天 1 剂,连服 4 天。

第 2 天由于患者合并肺部感染较明显,故加强抗感染,肌内注射青霉素 90 万单位,链霉素 1 克,每天 2 次,连用 1 周。

5月 13 日二诊:患者神志转清,喉间痰鸣消失,呼吸平顺,口臭略减,失语及右侧上下肢偏瘫如前,大便自起病后闭结,舌红,苔黄厚干,脉弦滑。血压 148/90mmHg。

处方:

(1)安宫牛黄丸用法同前。

(2)大黄 30g,煎水 200mL 低位保留灌肠(灌肠后约 1 小时排便 3 次,量约 1000g)

（3）中药

竹茹 12g	白芍 15g	枳实 10g	石决明 30g（先煎）
石菖蒲 10g	胆南星 10g	法半夏 10g	田七片 10g（先煎）
橘络 10g	丹参 10g	太子参 20g	

每天 1 剂，连服 4 天。

5 月 17 日外出到某医院做颅脑 CT 检查，意见为：大脑左半球底部和内囊部位血肿（大小约 5.5cm×3.6cm×6cm）。因病情稳定，经家属要求于 5 月 17 日转某中医院住院。住院期间，中药用安宫牛黄丸、温胆汤，西药用能量合剂、醒脑净等。

6 月 6 日三诊：神清，体倦神疲，语言不利，右侧肢体偏瘫，二便自调，舌质淡，苔薄白，脉细。辨证属气血两虚、脉络瘀阻，改用益气养血、祛瘀通络。

处方：补阳还五汤加味。

黄芪 100g	赤芍 6g	川芎 6g	归尾 6g	桃仁 6g
红花 6g	地龙 10g	石菖蒲 10g	五爪龙 30g	鸡血藤 30g

每天 1 剂，水煎服。另加服猴枣散早晚各 1 支。

用上方为基本方加减作善后调治近 1 年。

1995 年 6 月 6 日颅脑 CT 复查意见为：大脑左半球血肿吸收后空洞形成。现患者仍健在，生活基本能自理。

（选自《邓铁涛临床经验辑要》）

注：醒脑静为麝香、冰片等制成的注射剂，具有开窍清热功效；猴枣散为猕猴胆囊的结石，具有清热化痰、开窍定惊功效。

医案分析：

（1）本例起病急，病情重，属西医急危重症。该病死亡率高，治疗上颇为棘手，且病发于基层，搬动对患者不利，遂请医就地治疗。邓老认为，脑出血可按中医中风病辨证论治，而此类病人临床上往往有昏迷不醒、牙关紧闭等现象，给治疗用药带来一定的困难。邓老用安宫牛黄丸点舌法，通过舌头吸收药物，开辟了抢救昏迷病人的给药新途径。经临床观察，点舌后昏迷患者痰涎分泌物明显减少，对促进患者复苏，争取治疗时间起着重要的作用，为抢救昏迷病人的一种简便有效的方法。该法是根据"心主神明""心开窍于舌"的中医理论，结合临床实际所创造的新方法。

（2）中医治法素有内外治疗多种手段，亦适合于急重症之抢救治疗。如本例初起肝风内动明显，即针泻太冲以清肝泻火，后见腑实便闭，运用釜底抽薪法，用大黄保留灌肠，使大便畅通，下通上清，诸症遂减。本案后期治疗时，未详细记录患者病情恢复情况如语言、肢体运动等，是本案的不足之处。

讨论医案

姜某，男62岁。1990年5月19日初诊。

主诉：左半身不遂，言语謇涩12天。

患者5月7日洗澡时突感头晕头痛，遂返家中，翌日左半身不遂，口角右偏，求治于某医院，经颅脑CT诊断为"腔隙性脑梗死"。住院10天，经用维脑路通、胞二磷胆碱治疗，症状未见好转，且出现左半身痉挛，遂转入我院。入院时查：意识清楚，颜面红赤，左半身不遂，肌张力增高，左半身病理反射阳性，左半身麻木，时有拘急感，言语謇涩，口角右偏，小便黄，大便4日未行，喉中痰鸣，舌质红，苔黑褐色而厚，脉弦滑有力。

中医诊断：中风（腑实不通，瘀阻脑络）。

治法：通腑泄热，佐以破瘀。

方剂：三化汤加味。

大黄 10g　　　枳实 10g　　　　厚朴 20g　　　　羌活 5g　　　　炒水蛭 5g

每日 1 剂，水煎服。

5 月 21 日二诊：腑气已通，泻下臭秽稀便，喉中痰鸣减，自述口干不欲饮水，舌质红，苔黑而干，脉弦数有力。病人喜笑不休。肝主语，心主言，肝风夹痰，心阳暴亢，神失守位，治以平肝潜阳、化瘀通络，处方：

羚羊角 3g　　　　　玳瑁 15g　　　玄参 15g　　　黄连 10g

阿胶 15g（另烊）　　石菖蒲 15g　　郁金 20g　　　蒲黄 15g

知母 50g　　　　　　水蛭 5g

每日 1 剂，水煎服。

同时配合静脉滴注清开灵。

5 月 23 日三诊：左侧肢体已不拘挛，肌力明显恢复，可下地行走，喜笑稍止，语言欠流利，自述咽喉发紧感，大便 2 日一行，偶有返呛，颜面红赤，舌深红，苔黄厚，脉沉弦而滑。治以清热化痰、活络导滞，处方：

胆南星 5g　　黑芝麻 40g　　豨莶草 50g　　羚羊角 5g　　玳瑁 15g

生地黄 20g　　蒲黄 12g　　　郁金 20g　　　石菖蒲 15g　　黄连 5g

天竺黄 15g

每日 1 剂，水煎服。

6 月 21 日四诊：上方增减治疗近 1 个月，诸症均减。左侧肢体活动自觉笨拙，余无明显不适，舌质红，舌尖部溃疡，苔剥脱，脉弦滑。治以育阴潜阳，养血通络。处方：

龟板 40g　　生牡蛎 30g　　鳖甲 15g　　　阿胶 15g（另烊）

钩藤 15g　　豨莶草 50g　　赤芍 15g　　　鸡血藤 20g

藏红花 5g　　天竺黄 10g

每日 1 剂，水煎服。

上方调理 2 个月，肢体活动自如，语言流利而出院。

（选自《中国名老中医经验集萃》）

问题：

（1）本案患者诊断为中风腑实不通、瘀阻脑络证的依据有哪些？

（2）联系中医诊断学知识，回答此病案一诊舌脉的临床意义。

（3）根据所学方剂学知识，本案一诊还可以考虑用哪些方剂治疗？简述理由。

赏析医案

李某，男，38 岁。2005 年 10 月 11 日初诊。

患者 9 月 2 日晚间看电视时突发眩晕，伴间断性左手麻木，恶心呕吐，当时血压 165/110mmHg，神志清，不伴抽搐，急送医院。头颅 CT 检查显示为脑干出血。住院 20 天，好转出院。出院后仍自觉眩晕，颜面及后枕部麻木，左手麻木伴左下肢无力，纳差，寐差，舌质暗红，苔白，脉沉弦。神经系统检查：左侧上下肢浅感觉减退，左下肢肌力 V 级，左霍夫曼征（＋）。

中医诊断：中风（肝热血瘀型）。

治法：清肝活血，滋补肝肾。

方剂：脑清通汤加减。

天麻 12g	钩藤 12g	菊花 12g	川芎 10g	地龙 10g
全蝎 6g	三七粉 3g（冲）	黄连 6g	豨莶草 12g	生地黄 12g
生杜仲 12g	川牛膝 30g	栀子 10g		

每日 1 剂，水煎服。

服药 20 剂后，头晕，左手麻木及左下肢乏力明显减轻，仍感颜面及后枕部麻木，舌暗红，边有齿痕，苔薄白，脉沉弦。上方基础上加僵蚕 10g，生龙骨 30g（先煎），生牡蛎 30g（先煎），石决明 30g。继续服用 30 剂，症状消失。

（选自《国医大师内科验案精选 240 例》）

医案选录

唐（六六），男子右属气虚，麻木一年，入春口眼歪斜，乃虚风内动，老年力衰。当时令之发泄，忌投风药，宜以固卫益气。气虚。人参、黄芪、白术、炙草、广皮、归身、天麻、煨姜、南枣。

凡中风症有肢体缓纵不收者，皆属阳明气虚，当用人参为首药，而附子、黄芪、炙草之类佐之。若短缩牵挛，则以逐邪为急。

（选自《临证指南医案》）

（乾隆朝礼部侍郎齐召南）右半身牵引疼痛，口眼歪斜，牙关偏紧，饮食艰难，时或头晕，心悸，言语健忘，（刘裕铎、邵正文）诊为经络壅闭，以疏经活络汤治之。僵蚕二钱（炒），川芎一钱，白芷一钱，秦艽二钱，薄荷一钱，菊花一钱，钩藤二钱，桂枝一钱，白芍二钱（炒），生甘草五分，生姜二片。

（选自《清宫医案》）

【医家小传】

邓铁涛（1919—），广东省开平市人，中医学家，国医大师，广州中医药大学终身教授，博士生导师，从事中医工作 70 余年，有较深的理论素养和丰富的临床经验，主张"伤寒"与"温病"统一辨证论治，长于心血管病、消化系统疾病的治疗，发表论文 80 多篇，专著有《学说探讨与临证》《耕耘集》《邓铁涛医话集》，主编《中医学新编》《中医大辞典》《实用中医内科学》《中医诊断学》《实用中医诊断学》等。

医案练习题

阅读以下医案材料，做出疾病诊断（疾病名、证候）、病机分析、治法、方剂及处方用药。

医案 1. 患者，女，30 岁，职员，1994 年 9 月 15 日初诊。失眠 1 年。近因家事不和，整夜不眠，食纳不下，胸闷，有时无故烦躁不已，难以自持，曾在某西医院就诊，诊断为神经官能症，服西药无效。今来诊时症状如前，晨间口苦口干，舌苔黄腻，脉滑。

医案 2. 胡某，男，50 岁。初诊：2004 年 4 月 19 日。胸痛、胸闷、短气 10 个月。高血压病史 5 年，10 个月前突感胸痛、胸闷、短气，曾在某医院诊断为"高血压""冠心病"。刻下症见：胸痛、胸闷、短气时作，伴怵惕、惊悸、无力、畏寒、下肢凉，脉沉而拘紧，按之有力，舌尚可。血压：170/105mmHg，心电图：T 波广泛低平、V（5～6）倒置。

医案 3. 李某，2009 年 8 月 4 日初诊。主诉头晕 2 月。2 月前，连续熬夜疲劳后出现头晕、头胀痛，伴头昏闷不适、胸闷，自觉心跳慢。无晕厥，无视物旋转。在社区医院检测血压均偏高，最高达 150/100mmHg。自服罗布麻降压片，症状有所缓解。但血压时高时低，因不规律服药，血压反复升高，前来我院门诊求诊。现症头晕头胀痛，伴头昏闷不适，胸闷，恶心，心悸，口苦，口干，心烦，少寐多梦，舌红苔黄，脉弦。血压 150/95 mmHg。

医案 4. 李某，女，65 岁，2004 年 7 月 20 日初诊。患者两周前突发语言不利，到医院就诊，诊断为脑梗死、糖尿病，经治疗好转。刻下患者语言不利，左上肢、左下肢运动不利，喝水发呛，大便 5 日未行，舌质淡红，苔薄腻，脉沉弦。

第四章　脾胃病医案 ▷▷▷▷

脾胃病是中医治疗的优势病种，包含了胃痛、吐酸、呕吐、呃逆、痞满、嘈杂、泄泻、腹痛、痢疾等病证。以主要症状命名的脾胃病，部分相关病证在辨证论治上有重叠之处。所以本章删繁就简，精选了胃痛、痞满、泄泻、便秘4种常见脾胃疾病医案作为授课内容。

第一节　胃　痛

【学习目标】
1. 掌握理气和胃清热法在胃痛中的应用。
2. 熟悉健脾和胃法在胃痛中的应用。
3. 了解胃痛的概念及治疗原则。

胃痛，又称为胃脘痛，是以上腹胃脘部近心窝处疼痛为主症的病证。胃痛的发生，主要与外邪犯胃、饮食伤胃、情志不畅和脾胃素虚导致胃气郁滞，胃失和降，不通则痛有关。胃痛早期由外邪、饮食、情志所伤者，多为实证；反复发作，多虚实兼杂，如脾虚夹湿热。胃痛的病理因素主要有气滞、寒凝、热郁、湿阻、血瘀，其中以气滞和湿阻最为常见。胃痛的基本病机是胃气阻滞，胃失和降，不通则痛。治疗以理气和胃止痛为主，临床上需要灵活应用通法。

示教医案

刘某，男，42岁。1977年9月6日初诊。

胃脘疼痛 3 年，加重 1 月，疼痛阵发，时嗳酸，胃脘胀闷不舒，用止痛抑酸药稍能缓解，但劳累后容易复发。自觉心中烦热，神疲肢倦，睡眠不实，纳差，二便调，舌苔黄腻，脉象弦细。

中医诊断：胃脘痛。

中医辨证：肝郁化火，胃失和降。

治法：泄肝和胃，理气化浊。

方药：左金丸合温胆汤化裁。

| 黄连 2.5g | 吴茱萸 1.5g | 乌贼骨 10g | 苏梗 10g | 陈皮 5g |
| 竹茹 5g | 清半夏 10g | 枳壳 10g | 川楝子 10g | 大腹皮 10g |
| 黄芩 10g |

6 剂水煎服。

二诊（9 月 12 日）：服药后，胃痛缓解，吐酸减少，胃脘胀闷不舒，按之疼痛。胃气渐降，脾运尚差，原方出入。

苏梗 5g	香附 10g	陈皮 5g	砂仁 2.5g	枳壳 10g
乌贼骨 10g	谷芽 12g	麦芽 12g	合欢皮 10g	佛手 5g
丹参 10g	煅瓦楞子 10g

6 剂水煎服。

三诊（9 月 20 日）：胃痛已止，仍感食后胃脘闷胀，原方去瓦楞子加香橼皮，加重二芽用量，以消胀助运。

服药 20 多剂，配合饮食起居调理，病情基本控制。

（选自《中国百年百名中医临床家·董建华》）

医案分析：

（1）本例胃痛以嗳酸，心中烦热，舌苔黄腻，脉弦为特点，故诊断为肝火犯胃，但临床上嗳酸（嘈杂）有热证、寒证，不能一见嗳酸便断为热证。

（2）左金丸是治疗肝热犯胃之嗳酸、嘈杂、吐苦、胁痛之良药。原方制剂为丸药，意在减少吴茱萸所引起的胃肠不适，吴茱萸大辛大热，配合黄连虽然善清胃热，但也容易引起胃中不适，临床必须引起重视。董老小剂量吴茱萸、黄连使用，深谙药性。

（3）方中苏梗、陈皮、枳壳、大腹皮善于降气和胃，半夏、竹茹和胃降逆，乌贼骨最善于敛酸止痛，是中药中较好的敛酸止痛之品。全方组方简单，但却用药精准，辨证得当。后期复诊加入谷芽、麦芽意在生发脾胃之气，加入佛手有行气止痛之效，但用量似乎太轻。本案的肝胃郁热证，临床上一般以青年患者多见，治疗多采用黄连温胆汤、小柴胡汤、越鞠丸、左金丸等化裁治疗。

讨论医案

吴某，女，51岁。1991年4月11日初诊。

主诉：反复胃脘疼痛约10年，加重近3月。

1981年开始出现胃痛，次年消化道钡剂造影诊断为十二指肠球部溃疡。1988年因合并穿孔行胃大部切除术，术后胃痛症状一度缓解。近3月来又出现胃脘疼痛，胃镜提示：吻合口溃疡及残胃炎。服用中西药治疗，效果不佳。症见：胃脘部灼痛及刺痛，夜间更甚，伴反酸，纳差，面色无华，舌质暗淡，舌苔少，脉虚。

中医诊断：胃脘痛。

辨证：脾胃虚弱，气虚血瘀。

治法：健脾和胃，活血化瘀。

方剂：香砂六君子汤合丹参饮化裁。

党参15g	白术10g	茯苓15g	陈皮6g	法半夏15g
砂仁10g	木香7g	丹参20g	檀香10g	乌药7g

三七 3g　　　海螵蛸 15g　　两面针 15g　　甘草 5g

3 剂水煎服，每日 1 剂。

二诊（1991 年 4 月 15 日）：胃痛好转，舌质淡红稍暗，舌苔薄白，脉弦细。前方去两面针，20 剂。

三诊（1991 年 5 月 5 日）：症状已经消失，舌质淡红，苔薄白，脉软。一诊方去两面针、三七，加玉竹 20g 服用。服用 20 剂后，复查胃镜，溃疡已经愈合，炎症明显好转。上方为散剂，嘱患者长期服用，1 年后再访，病情未复发。

（选自《古今名医临证实录丛书·胃肠病》）

问题：

（1）本案诊断为"气虚血瘀"的依据有哪些？

（2）三七为外用止血药，乌贼骨是敛疮生肌药，用在本案有何意义？

（3）参阅相关资料，回答两面针有何功效？

赏析医案

李某，男，33 岁。1965 年 3 月 16 日初诊。

1963 年发现十二指肠球部溃疡，近来经常胃脘疼痛，饥饿时明显，反酸，欲呕，吐白沫，时头痛，腹胀，苔白根腻，脉弦。考虑肝胃不和，中焦虚寒，吴茱萸汤和半夏厚朴汤加陈皮。

吴茱萸 6g　　党参 9g　　　大枣 4 枚　　生姜 9g　　　半夏 12g

厚朴 9g　　　茯苓 12g　　苏子 9g　　　陈皮 12g

二诊：上药 4 剂服用后，诸症皆减轻，唯有胃脘胀满不舒。上方去苏子，加木香 9g，砂仁 6g，吴茱萸改为 9g。

三诊：4月1日，诸症消失。

（选自《古今名医临床实录丛书·肝胆疾病》）

医案选录

（乾隆朝循嫔）胃脘作痛，头目不清，烦闷懒食，脉息滑数，（罗衡、陈维文）诊断为胃气不和，微受寒凉，选香苏和胃汤。香附三钱（炒），苏叶一钱五分，陈皮一钱五分，厚朴一钱五分，苍术一钱（炒），枳壳一钱五分，赤茯苓二钱，半夏一钱五分（制），砂仁一钱，黄连一钱（姜炒），神曲二钱（炒），甘草三分，生姜二片引。

（选自《清宫医案》）

顾（五一），脉弦，胃脘痹痛，子后清水泛滥，由少腹涌起，显是肝厥胃痛之症。吴萸五分，川楝子一钱，延胡一钱，茯苓三钱，桂枝木五分，高良姜一钱。

某（四一），肝逆犯胃，脘痛腹鸣，气撑至咽。川楝子、桂枝木、淡干姜、川椒、生白芍、吴萸、乌梅、茯苓。

高，脉虚涩，胃痛久，治在血分，血络瘀痹。桃仁、当归、桂枝、茯神、远志、炙草。

某，气阻脘痹，饮下作痛。当开上焦。肺气不降，胸脘痹阻。枇杷叶、大杏仁、苏子、降香汁、白蔻仁、橘红。

（选自《临证指南医案》）

【医家小传】

董建华（1918—2001），男，汉族，上海人，中国工程院院士，当代著名中医学家，中医内科专家，擅长中医内科，尤其是脾胃病、温热病，对妇科、儿科、肿瘤科等疾病也有较深造诣，发表学术论文 200 篇，著有《伤寒论释义》《温热病讲义》《温热病论治》等。

第二节　痞　满

【学习目标】
1. 掌握辛开苦降、清热化湿法在痞满中的应用。
2. 熟悉利胆和胃法在痞满中的应用。
3. 了解痞满病的概念及治疗原则。

　　痞满是指自觉心下痞塞，胸膈胀满，触之无形，按之柔软，压之无痛为主要表现的病证。按部位分为胸痞、心下痞（胃痞）。本节主要讨论心下痞。痞满的基本病位在胃，与肝、脾关系十分密切，感受外邪、内伤饮食、情志失调等引起中焦气机不利，脾胃升降失常是本病的病机关键。病理性质有虚实两端，其中食积、痰湿、气滞等为实邪；虚为脾胃气虚或胃阴虚。临床以脾虚气滞，脾虚痰湿证最为常见。本病的治疗以调理脾胃升降，行气消痞为基本治法，常用的治法有健脾和胃、理气疏肝、化湿行气、清热利湿等。

示教医案

　　马某，男，47 岁。

　　患"胃窦部浅表性胃炎"5 年。近来胃脘痞闷、胀满、隐痛，食后明显，纳谷减少，胃脘怕冷，嗳气，反酸，大便不成形，舌质红，苔黄腻，脉细弦。

　　中医诊断：痞满。

　　辨证：寒热错杂，湿阻气滞。

治法：辛开苦降，清热化湿，理气和胃。

方剂：半夏泻心汤加减。

潞党参 10g	黄连 3g	炒黄芩 6g	制半夏 10g	淡干姜 3g
炒枳壳 10g	厚朴 5g	橘皮 6g	竹茹 6g	苏梗 10g

二诊：服用上药 7 剂后，痞胀减半，隐痛消除，嗳气减少，但口干、口黏，大便排出不爽。证兼郁热津伤，腑气不通。原方去党参，加太子参 10g，芦根 15g，全瓜蒌 10g，7 剂。

三诊：药后痞胀消失，食纳改善，大便通畅，唯诉口干，舌见花剥，舌苔黄腻，脉细弦，原方去干姜，加石斛 10g，继续服用 7 剂巩固疗效。

（选自《中国百年百名中医临床家·周仲瑛》）

医案分析：

（1）慢性胃炎是临床常见病，临床表现多种多样，或以胃脘痞满为主，或以纳差、吐酸、嘈杂为主；或以呃逆、嗳气为主，或以胃脘疼痛为主。从临床实际来看，其中以胃脘胀满者居多；慢性胃炎活动期多以呕吐、恶心、呃逆为主。

（2）本案患者胃脘痞闷、疼痛、嗳气、反酸、纳差皆有，但仔细分析，病理性质有三大类，其中胃脘痞闷、反酸、嗳气为胃气上逆，即胃失和降；纳差、大便不成形，胃脘怕冷为脾阳虚；舌红苔黄腻为脾胃湿热。因此治疗必须三方面兼顾。采用辛开苦降、清热化湿、健脾和胃降逆之法，半夏泻心汤是此法的代表方。

（3）寒热错杂证的脾胃病表现，临床上复杂多样，或口干口苦，或口舌生疮，或肠鸣腹痛，脉象、舌象表现多样，临床治疗必须随证化裁。本案加入橘皮、苏梗、厚朴、枳壳取行气消痞，降逆和胃之意；竹茹和胃降逆，清化湿热。脾胃病常症状繁杂，临床必须有扎实的中医、中药学功底，周老用药特点鲜明，值得学习。

讨论医案

崔某，女，45 岁，工人。

主诉：胃脘胀满 5 年，加重伴胁肋疼痛 10 天。

患者诉 5 年前，因情志不畅及饮食不慎，出现胃脘胀满不适，纳差，体重减轻，间断服用中西药物治疗，疗效不佳。10 天前与同事争吵后，上述症状明显加重。胃镜示：慢性萎缩性胃炎。B 超示：胆囊粗糙，炎性改变。现在症见：胃脘胀满，胁肋胀痛放射至背部，口干，口苦，食少，烦躁易怒，夜寐多梦，乏力，二便调。

中医诊断：痞满。

辨证：胆热犯胃。

治法：清泄胆热，调和胃气。

方剂：利胆和胃汤（自拟方）。

柴胡 10g	黄芩 15g	茵陈 20g	金钱草 20g	泽泻 12g
川楝子 8g	元胡 15g	半夏 10g	枳壳 12g	郁金 12g
鸡内金 15g	枣仁 15g	白及 12g	竹茹 8g	厚朴 8g

7 剂水煎服，日 1 剂。

二诊：胃脘胀满，口干口苦减轻，背部放射痛尚未缓解，原方金钱草加至 30g，佛手 12g。14 剂水煎服，日 1 剂。

三诊：上证减轻，但纳差，大便干燥，遂加焦三仙 15g，大黄 6g。14 剂水煎服。

四诊：症状消失，余无特殊。前方略作调整，巩固疗效。

（选自《中医文献杂志》，李守朝治疗脾胃病验案三则，2010 年 02 期）

问题：

（1）试论述本案病因、病机。

（2）试分析本案一诊方药方义。

（3）从方剂学角度分析本案的方剂的来源。

赏析医案

郭某，女，46岁。

半月来胃脘胀满，进食后明显，矢气则松，有时有胀急之感，胃脘时有隐痛，大便不爽，舌质正常，苔薄黄，脉弦。属胃气壅滞、通降失司之证，当理气和胃通降。

| 苏梗 10g | 香附 10g | 陈皮 10g | 香橼皮 10g | 佛手 6g |
| 槟榔 10g | 枳壳 10g | 鸡内金 5g | 莱菔子 10g | 焦三仙 10g |

复诊：诉服用上药3剂后，胀满明显好转，再服4剂后，胀痛尽除，大便亦畅，但纳谷不佳。

| 太子参 10g | 炒白术 10g | 茯苓 10g | 甘草 3g | 木香 6g |
| 砂仁 3g（后下） | 鸡内金 5g | 焦三仙 10g | 陈皮 6g | 槟榔 10g |

香橼皮 10g

7剂善后。

（选自《中国百年百名中医临床家·董建华》）

医案选录

（咸丰朝丽皇贵妃）胸膈痞满，胁肋胀痛，脉息弦滑，（李万清）诊为肝郁挟饮，调气化饮汤治疗。木香一钱（研），槟榔二钱，青皮二钱，陈皮二钱，半夏二钱（炙），赤茯苓三钱，苏叶一钱，藿香二钱，沉香面八分（冲）。

（选自《清宫医案》）

某（五一），食谷不运，膜胀呕恶，大便不爽，脉弦色黄，此胃阳式微，升降失司使然，法当温通阳气，胃阳虚。吴萸八分，半夏三钱，荜茇一钱，淡干姜一钱，生姜汁五分，广皮白一钱半。

宋，食入脘胀，此属胃病；视色苍形瘦，自述饮酒呕吐而得，又述耳鸣肉瞤，是木火犯中，郁勃病甚。议用逍遥减白术合左金方。

某，脉不清，神烦倦，中痞恶心，乃热邪里结，进泻心法，热邪里结。炒半夏、黄芩、黄连、干姜、枳实、杏仁。

邱，脉濡而缓，不饥不食，时令之湿，与水谷相并，气阻不行，欲作痞结。但体质阳微，开泄宣轻，湿阻气分。炒半夏、茯苓、杏仁、郁金、橘红、白蔻仁。

（选自《临证指南医案》）

【医家小传】

周仲瑛（1928—），全国老中医药专家学术经验继承工作指导老师，江苏省名中医，国医大师，南京中医药大学中医内科学教授、主任医师。临床辨证注重病机分析，重视脏腑病机，提出"第二病因""复合病机""瘀热论"等多种学说，擅长治疗呼吸、消化系统疾病及疑难杂症，代表性著作有《中医内科学》《中医内科急症学》等。

第三节　泄泻

【学习目标】
1. 掌握消导法在泄泻中的使用要点及原理。
2. 熟悉白头翁汤在溃疡性结肠炎中的应用。
3. 了解泄泻的概念及治疗原则。

　　泄泻是以排便次数增多，粪质稀溏或完谷不化，甚至泻出如水样为主症的病证。泄泻的病因与感受外邪、饮食所伤、情志失调、正气亏虚有关，基本病机为脾胃受损，湿困脾土，脾失健运，病位虽然主要在脾，但与胃、肝、肾密切相关。临床治疗的辨证要点主要是首先辨清缓急；次辨虚、实、寒、热。本病的治疗大法为运脾化湿。急性泄泻以湿盛为主，重在化湿，利小便；久泄多为虚实夹杂，重在健脾温肾，同时必须灵活处理兼证，如表邪者，解表祛邪；湿热者，清肠化湿；肝气乘脾者，抑肝扶脾。本病主要相当于现代医学的急性肠炎、肠易激综合征、慢性结肠炎等。

示教医案

　　贾某，男，53岁。

　　患者于1949年秋季泄泻两月不已，此后长期腹泻、腹痛、肠鸣，偶有便秘。去年秋季以来，腹泻日十余次，体重减轻15kg，肌肉瘦弱，神疲倦怠，不能参加工作，形寒肢冷，脉沉细，苔白腻，腹部胀痛，泄后痛减，虚膨浮肿。粪便检查有红细胞、白细胞，未见痢疾杆菌、阿米巴原虫。

　　中医诊断：泄泻。

　　辨证：脾肾阳虚，湿盛气滞。

　　治法：温运脾肾，行气止痛。

方剂：附子理中汤合痛泻要方加减。

制附片 8g	防风炭 9g	煨木香 9g	炒白术 6g	炮姜炭 3g
乌药 6g	陈皮 6g	川桂枝 3g	焦神曲 9g	鸡内金 9g
茯苓 12g	炒白芍 9g			

7 剂水煎服。

二诊：便泄次减，腹胀痛较前缓解，舌苔黄腻，再以健胃行气，芳化渗湿。

广藿香 9g	防风炭 9g	炒白芍 9g	扁豆衣 9g	建曲 9g
炒麦芽 9g	茯苓 12g	炒陈皮 6g	炮姜炭 3g	煨木香 3g
鸡内金 9g	车前子 9g	炒白术 6g		

7 剂水煎服。

三诊：两投温中理气化湿之剂以来，大便已成形，偶有少量黏液，腹部胀痛，虚膨浮肿皆改善。拟益气健脾和中法，用丸剂调摄，以图根治。

潞党参 30g	炒白术 30g	白茯苓 60g	炒白芍 60g	补骨脂 60g
扁豆衣 60g	煅牡蛎 90g	淮山药 90g	炒陈皮 45g	炮姜炭 15g
炒麦芽 90g	建曲 45g	山楂炭 45g	煨木香 20g	炙甘草 15g
菟丝子 45g	鸡内金 45g	砂仁 15g		

上药研为细末，水泛为丸，早晚各服 9g。

后患者自诉大便正常，面色红润，体力恢复，多年未再复发。

（选自《黄一峰医案医话集》）

医案分析：

（1）本案患者长期腹泻，伴肢冷、脉沉、苔白腻、腹部胀痛，为脾肾阳虚、湿盛气滞无疑。因为久泻损伤脾胃之气，脾阳虚则运化无力、寒湿内盛。苔腻、腹泻是湿盛之象，肢冷、脉沉是里寒之象，腹部胀痛为阳气失温、气机不通所致。

（2）为何方中配以消导之神曲、鸡内金？黄老认为，泄泻患者多数因腹泻导致体力不佳，喜进食鱼肉、牛奶、鸡蛋等食物，这些食物往往不易消化吸收，成为本病的"第二病因"即积食。患者多有舌苔厚腻，脉滑，纳差，大便多夹有黏腻之物，泻后痛减，因此治疗上必须健脾消导并用，不可一味健脾补肾，以免闭门留寇。根据黄老经验，服用 10～20 剂汤药，大便渐能成形，再予健脾和中之法，以图根治。

讨论医案

张某，女，55 岁。会诊日期：1991 年 10 月 17 日。

主诉：反复腹痛、腹泻 7 月。

患者近 7 月来便脓血，轻则每日 2～3 次，重则 10 余次。曾在上海某医院做 X 线钡剂灌肠造影以及肠镜检查，均提示慢性结肠炎。经治疗后，2 个月来已无脓血便，但里急后重感明显，且纳呆腹胀，左下腹压痛，大便不成形，每日 3～4 次，伴纳少、反酸，口干燥但不欲饮，舌质红，苔根黄腻，脉细。既往服用参苓白术散及固涩止泻中药后反感腹痛，而服用清热解毒中药后自觉舒服。

中医诊断：泄泻。

辨证：湿热内蕴，气机不畅。

治法：清热解毒，调畅气机。

方剂：白头翁汤加减。

白头翁 12g	秦皮 9g	炒黄柏 9g	黄连 4g	红藤 12g
炒枳壳 9g	葛根 18g	广木香 9g	鸡内金 9g	炒陈皮 9g
太子参 30g				

7 剂水煎服。

二诊：服用上药后，腹痛改善，便次减少，大便无滞下之感。刻下口仍干苦，左腹部偶有隐痛，大便日行一次，黏液减少，舌红，苔薄白，脉细。上方去秦皮、黄柏、鸡内金、陈皮，加川石斛30g，制延胡索30g，炒白芍12g，丹参20g。7剂。

三诊：又服用7剂后，腹痛止，大便已无黏液，胃中嘈杂、灼热，偶反酸，舌质红，苔薄黄略腻，脉细弦。予健脾和中，辛开苦降法善后。

太子参30g	炒扁豆衣12g	黄连3g	吴茱萸1g	厚朴12g
广木香9g	炒枳壳12g	蒲公英30g	苏梗12g	煨草果9g
鸡内金9g	山楂炭15g	延胡索24g		

（选自《中国百年百名中医临床家·杨继荪》）

问题：

（1）试分析本案患者服用参苓白术散与固涩止泻药物后病情加重的原因。

（2）本案一诊能否选用芍药汤治疗，阐述理由。

（3）参阅相关资料回答：溃疡性结肠炎急性发作期、缓解期的中医病机有何不同。

赏析医案

赵某，女，54岁。2011年4月15日初诊。

腹泻、腹痛8月，加重1周，大便质稀色黄，夹杂未消化食物，每日5～8次，无黏液脓血便，伴脐周疼痛、肠鸣，大便后缓解，无其他部位牵涉痛，无里急后重，口苦、口干、喜热饮、厌油腻，小便正常，纳食可，夜寐差，近半年来体重减轻20kg。舌质淡，苔白腻略干，脉濡弱。1年行前胆囊切除术，有慢性胃炎史10年。

中医诊断为：泄泻。

辨证：脾虚湿盛。

治法：化湿行气，健脾止泻。

方剂：三仁汤加减。

杏仁 10g	白蔻仁 8g	生薏苡仁 20g	法半夏 10g	厚朴 15g
白扁豆 20g	木瓜 15g	茯苓 10g	焦白术 15g	大腹皮 15g

3 剂，水煎服，日 1 剂。

复诊：患者服用上药后，大便次数减为 3～4 次/天，腹胀、肠鸣明显减轻，考虑患者厌油腻、口苦、腹痛，上方去半夏，加郁金 15g，柴胡 15g，延胡索 15g。3 剂，水煎服日 1 剂。

后以上方为基础，略微调整，共治疗 12 天后，患者上述症状基本好转。

（选自《山西中医》，三仁汤加减治疗脾胃病的体会，2012 年 01 期）

医案选录

（康熙朝御前一等侍卫海清）肚腹溏泄，大便泄泻清水，日夜五六次，气弱身软，懒食恶心，六脉沉迟无神，（李德聪）诊断为寒湿伤脾，加减升阳除湿汤治疗。苍术一钱五分（炒），陈皮一钱，赤茯苓二钱，猪苓八分，泽泻八分，升麻三分，柴胡五分，木香五分，砂仁七分，炮姜七分，白扁豆二钱（炒），甘草五分（蜜炙），姜皮三片，陈仓米五分。

（选自《清宫医案》）

邹妪，湿伤泄泻，小便全少，腹满欲胀，舌白不饥，病在足太阴脾，宜温中佐以分利。生茅术、厚朴、草果、广皮、茯苓、猪苓、泽泻、炒砂仁。

汪，过食泄泻，胃伤气陷，津不上涵，卧则舌干微渴，且宜薄味调摄，和中之剂，量进二三可安，食伤。人参、葛根、生谷芽、炙甘草、广皮、荷叶蒂。

赵，晨泄难忍，临晚稍可宁耐，易饥善食，仍不易消磨，其故在乎脾胃阴阳不和也。读东垣《脾胃论》，谓脾宜升则健，胃宜降则和，援引升降为法。人参、生白术、炮附子、炙草、炒归身、炒白芍、地榆炭、炮姜灰、煨葛根、煨升麻。

（选自《临证指南医案》）

【医家小传】

黄一峰（1902—1990），字祥麟。全国著名脾胃病专家。早年自学中医，1928年开业行医，临床以治疗肝、胆、脾、胃病为长。黄老对泄泻病的治法归纳为"先消导后健脾"，即初期不宜滥投滋补，当以疏理消导为主，后期以健脾助运为主。著有《黄一峰医案医话集》。

第四节　便　秘

【学习目标】
1. 掌握润肠行气法在治疗便秘中的应用。
2. 熟悉健脾和胃法治疗便秘的机理。
3. 了解便秘的概念、病因。

便秘是指粪便在肠道内滞留过久，秘结不通，排便周期延长，或大便干结，排出艰难的病证。便秘发病主要与饮食失宜、情志失调、素体热盛、阴血不足有关。基本病机是肠失濡养，传导失司。病位虽然主要在大肠，但与肺、脾、肾、肝等关系密切。治疗以通下为主，针对不同病因灵活施治。气滞者，行气通便；热实者，泄热通便；津伤血亏者，滋阴养血。不可单纯依靠泻下药物。

示教医案

邓某，女，25 岁。2016 年 10 月 10 日就诊。

诉大便排出不畅两年余。便时艰涩，量少，遍寻医治，皆难以取效，或大便暂通一时，但停药后便秘更甚，苦不堪言。来时诊见：面色白，气色不佳，诉平素急躁易怒，胸胁胀闷而喜呕，纳差。细问之，患者因思虑其大便不畅日久，恐其入口之食物难以排出，日渐不愿饮食，渐至消瘦乏力，口干不欲饮，舌淡苔白厚腻，脉弦滑。

中医诊断：便秘。

辨证：肝郁气滞，脾虚痰停，腑气不通。

治法：疏肝理气化痰，健脾和胃通便。

方剂：温胆汤加减治疗。

竹叶柴胡 15g	香附 25g	生白术 50g	茯苓 25g	延胡索 25g
川楝子 15g	炙甘草 6g	枇杷叶 15g	法半夏 25g	陈皮 15g
黄连 6g	枳实 25g	竹茹 15g	肉桂 5g	槟榔 25g
建曲 25g	石斛 25g			

以上诸药水煎服，每剂分 5 次服用，服用 4 剂后，患者来诉便秘症状明显缓解，大便量增多，易解出，口中知味，饮食渐增，舌苔转淡，效不更方，嘱其上药再服 4 剂。随诊患者病情无复发。

（选自《亚太传统医药》，从少阳论治难治性便秘临床体会，2017 年 09 期）

医案分析：

（1）便秘临床上多虚实夹杂，本案便秘病位主要在肝、脾胃、大肠。肝主疏泄气机，有助于脾胃升降以及大肠传导功能正常。患者急躁易怒，胸胁胀闷，脉弦为肝郁气滞之象，面色白、四肢乏力、纳差、呕恶为脾胃升降失调，大肠不能承胃之和降而传导失常，遂大便难解，排出艰难；舌淡苔白厚腻，脉弦滑乃是痰浊内阻之征。所以治疗当疏肝理气化痰，健脾和胃通便。

（2）温胆汤理气化痰，和胃利胆，辅以柴胡、川楝子、延胡索疏肝理气；黄连、肉桂合用则取辛苦甘温以调理脾胃升降；槟榔理气导滞，配以大剂量生白术补气通下；石斛养阴生津防诸药之辛散；建曲开胃以健脾助运。诸药合用则气机展，脾胃调，浊阴化，便秘消。

讨论医案

患者，女，25岁，护士。

患习惯性便秘数年，7～10日一行，每次均需用开塞露。中医治疗大多有大黄、芒硝等药，起初大多有效，停药则病复如初。患者体型偏胖，痛经，经量少，色暗，有血块，经期四肢不温，遇冷则疼痛加重。平素手脚冰凉，畏寒，腰骶酸困，舌淡苔薄白，脉沉细。

诊断：便秘。

辨证：阳气不足，血虚寒凝。

治疗：温阳益气，补血润肠。

方剂：附子理中汤合当归四逆汤加减。

| 制附子 12g | 干姜 12g | 党参 15g | 生白术 30g | 当归 30g |
| 川桂枝 15g | 白芍 10g | 细辛 6g | 泽泻 30g | 炙甘草 6g |

6剂水煎服，每日1剂。

二诊：刻下每日大便1次，余无不适。效不更方，前方续进10剂痊愈。

（选自《光明中医》，附子理中丸加减治疗便秘验案2则，2012年12期）

问题：

（1）试分析本案患者为何服用大黄、芒硝等药开始有效，停药则病复如初。

（2）试从中医体质学说分析本案患者的特点。

（3）试分析本案处方的特点。

赏析医案

患者，男，78岁，南宁市干休所离休干部。2006年7月20日初诊。

主诉：大便干结6年余。

患者自诉2000年初开始大便不正常，经常便干难解，有时大便如羊屎状，4～7日一行，偶伴有腹胀，无腹痛。体检及结肠镜检查均无异常，某部队医院诊为"功能性便秘"。刻下大便干结，如羊屎状，3～5日一行，甚至1周一行，需用开塞露才能通便，神疲乏力，偶有头晕，精神稍差，舌质暗红，苔白，脉弦细。

诊断：老年功能性便秘。

辨证：脾肾不足，气阴两虚。

治法：健脾益肾，益气养阴，润肠通便。

方药：滋肾润肠方加味。

熟地20g	肉苁蓉20g	当归15g	火麻仁15g	黑芝麻15g
枳壳15g	核桃仁20g	黄芪20g	决明子20g	太子参30g
生白术40g				

14剂水煎服，每日1剂。

患者2周后复诊，大便基本正常，每日或两日1次，大便已不干结，头晕、乏力等消失，且精神较佳。守上方再服10剂，以资巩固。

（选自《中国医药指南》，全国名老中医蓝青强教授治疗便秘证治经验，

2011 年 30 期）

医案选录

朱，八旬，公车抵都，途次委顿，浃旬苦不得便，脉洪大，右迟虚。予谓大肠主液，此阳明液干，热秘象也，宜润肠丸。因高年血虚燥热，仿东垣润燥汤。用生熟地黄、麻仁、桃仁、当归、红花，蜜冲服，效。

房兄，病后便秘脉虚，于润补剂中参升降法。潞参、熟地黄、当归、升麻、杏仁，服愈。

张氏，气攻胸脘胀痛，身热口干便秘，寸脉浮长，关小数。此肺脾郁久化热，导致津液不行，故便燥而艰也。用苦降法。枇杷叶、郁金汁、枳壳、杏仁、百合、麦冬、蒌霜、郁李仁，生蜜冲入，数服而平。

（选自《类证治裁》）

【医家小传】

李培（1950—），四川省绵阳市中医医院主任医师，国家级名老中医，四川省第二届十大名中医，知名脾胃病专家，成都中医药大学博士生导师。从事中医药治疗脾胃病的临床、科研 40 载。擅长应用中医药治疗慢性胃肠病、肝病、内科杂病，特别是在溃疡性结肠炎的科研、临床治疗方面积累了丰富的经验。

医案练习题

阅读以下医案材料，写出疾病诊断（疾病名、证候）、病机分析、治法、方剂及处方用药。

医案 1. 张某，男，50 岁。以胃脘部灼热疼痛，伴嗳气、反酸 2 周就诊。患者 2

周前因进食不当，出现胃脘疼痛、嗳气、反酸，经服用抑酸药物后，效果不显，特来治疗。刻下症状同前，伴有纳差、乏力，舌质红，苔薄黄，晨起口苦，脉弦数。

医案 2. 李某，女，35 岁。以胃脘胀闷不舒，伴嗳气、便秘 1 月来就诊。患者素有慢性胃炎，近日进食冰冷食物后，出现胃脘胀闷不舒，隐隐疼痛，吐酸，嗳气，不思饮食，腹胀便秘，患者舌质正常，苔薄白，脉沉。

医案 3. 张某，男，45 岁。3 天前因受寒后饮食不慎，出现腹泻、肠鸣伴腹部胀痛不舒，服用西药治疗效果不佳。刻下腹泻呈水样，有泡沫，腹部喜温喜按，畏寒肢冷，疲倦乏力，苔薄白，脉沉紧。

医案 4. 李某，女，52 岁。大便困难半月余，大便干结，3～4 日一行，腹胀时作，腹痛隐隐，口干舌燥，五心烦热，夜寐不安，舌红苔少，脉细数。

第五章　肝胆病医案 ▷▷▷▷

按照现代中医内科学的分类，肝胆疾病主要包含黄疸、胁痛、鼓胀、积聚等相关病证。在充分考虑中医优势疾病的基础上，本章精选了胁痛、黄疸、鼓胀 3 种疾病医案作为授课内容。

第一节　胁　痛

【学习目标】

1. 掌握清热利湿、疏肝行气法在胁痛治疗中的具体应用。

2. 熟悉大柴胡汤、甘露消毒丹在胁痛中的应用。

3. 了解胁痛的病因病机、辨证要点及治法。

胁痛是指一侧或两侧胁肋疼痛为主症的疾病。胁痛的病因主要与情志、饮食、外感、体虚，以及跌扑损伤等因素有关。其病机为肝络失和，实证多为湿热内蕴，肝气郁结，瘀血阻滞不通则痛；虚证为肝阴不足，肝脉失养。胁痛的病变部位主要在肝胆，与脾、胃、肾密切。疏肝和络止痛为治疗的基本原则。气郁者疏肝理气，代表方为柴胡疏肝散；血瘀者活血通络，代表方为复元活血汤；湿热者清热利湿，代表方为龙胆泻肝汤；肝阴虚者养阴柔肝，代表方为一贯煎。

胁痛既可以是独立疾病，也见于多种疾病之中。临床上急慢性肝炎、胆囊炎、胆结石等可以参考本病的治疗。

示教医案

患者秦某，女，43 岁。1994 年 8 月 10 日初诊。

患者于去年 B 超确诊为胆总管结石。近 2 天来，脘胁剧痛，呕吐不食，脉象弦动，舌苔黄腻。

诊断：胁痛。

辨证：肝胆气滞，血瘀石结。

治法：利胆排石。

方剂：排石汤加减。

春柴胡 10g	炒枳实 10g	生大黄 15g	玄明粉 15g（冲）
桃仁泥 10g	制乳香 10g	制没药 10g	金钱草 20g
鸡内金 10g	川楝子 10g	虎杖 10g	紫丹参 10g

8 月 12 日复诊：服上药 1 剂，疼痛减轻。原方已效，当减少剂量，再服。

春柴胡 10g	炒枳实 10g	生大黄 5g	玄明粉 5g（冲）
桃仁泥 10g	制乳香 10g	制没药 10g	金钱草 15g
鸡内金 10g	川楝子 10g	虎杖 10g	紫丹参 10g

8 月 15 日三诊：疼痛已经完全控制。停药观察，如再发作，当服用原方。

（选自《张谷才临证集》）

医案分析：

（1）此医案虽然叙述十分简单，但中医特点鲜明。脘胁剧痛说明病位在胆、胃。脉象弦动，弦为肝之脉，动主痛、主惊。呕吐是胆胃失和之表现。结合其 B 超诊断，初步可以考虑胆结石引起胆绞痛。从临床来讲，上腹痛伴呕吐原因很多，肝炎、胰腺炎、胃炎等多种疾病均可出现，需要进一步明确病因。

（2）本案辨证为肝胆气滞，血瘀石结。结石阻滞肝胆，气机不利，故不通则痛，表现出来以热证、实证为主，故治疗以利胆排石为基本治法。排石汤是张谷才教授在大柴胡汤的基础上加味而来。其中乳香、没药、丹参、桃仁重在活血止痛；金钱草、鸡内金有排石之功；川楝子与枳实合用增强了理气止痛的功效；虎杖功效与大黄接近，二者合用清热利湿，攻下排石。全方疏肝利胆，活血止痛，排石攻下效果较强。张谷才教授认为大黄、玄明粉在缓解胆石症之绞痛方面效果较好，值得临床进一步研究。

讨论医案

患者程某，男，53岁。2009年3月15日初诊。

患者素患"慢性乙型肝炎"，平素右胁下疼痛。现症见：右胁疼痛，胃脘痞闷，口干、口苦，纳差，舌红苔黄腻，脉弦数。检查：总胆红素20.9μmol/L，谷丙转氨酶146.6U/L。

诊断：胁痛。

中医辨证：湿热蕴结。

治法：清热利湿，理气止痛。

方药：甘露消毒丹合金铃子散加减。

茵陈20g	藿香10g	白蔻仁6g	浙贝母20g	滑石15g
连翘15g	黄芩10g	石菖蒲15g	丹皮10g	栀子10g
炒山楂20g	鸡内金20g	川楝子10g	延胡索10g	

20剂水煎服。

2009年4月3日二诊。胁脘痞痛稍减，舌红苔薄黄，脉弦。原方去川楝子、延胡索、鸡内金，加炒麦芽10g，20剂水煎服。

2009年5月24日三诊：右胁胀痛、脘痞减轻明显，舌苔薄黄，脉细，继续原方巩固疗效。

2009年7月3日四诊：诸症消失。复查：胆红素、谷丙转氨酶均转为正常。

（选自《当代名老中医典型医案例》）

问题：

（1）试分析本案的病机、治法和方药。

（2）肝胆湿热证治疗除了甘露消毒丹治疗外，能否选用龙胆泻肝汤治疗？两方剂有何区别？

赏析医案

戴某，女，40岁。1973年8月4日初诊。

自觉右胁下疼痛，放射至腰部，口苦恶心，多梦纷纭，睡眠欠佳，舌红苔白，脉弦微数。

辨证：肝气郁滞，胆失疏泄。

治法：疏肝清胆，佐以镇潜。

方药：柴胡加龙牡汤加味。

柴胡 6g	黄芩 9g	半夏 9g	党参 12g	郁金 9g
龙骨 15g	牡蛎 15g	甘草 9g	生姜 3片	大枣 5枚

上方连续服用12剂，胁痛消失。

（选自《王正宇医疗经验存真》）

医案选录

陈，气热攻冲，扰脘入胁。川连、牡蛎、夏枯草、炒半夏、香附、白芥子。

某，痰饮搏击，胁痛。半夏、茯苓、陈皮、甘草、白芥子、刺蒺藜、钩藤。

王（二四）。左前后胁板着，食后痛胀，今三年矣。久病在络，气血皆窒，当辛香缓通。桃仁、当归、小茴香、川楝子、半夏、生牡蛎、橘红、降香、白芥子。

（选自《临证指南医案》）

【医家小传】

张谷才（1921—），号济民，南京中医药大学教授，全国著名金匮学专家。张老从医 60 余年，坚持理论与实践相结合，治学与临床并重，临床经验丰富，尤其擅长血证、痰饮病、红斑狼疮、肝硬化、类风湿性关节炎以及疑难杂症中医药治疗。晚年著有《张谷才临证集》一书。

第二节　黄　疸

【学习目标】
1. 掌握清热化湿、健脾扶正、疏肝行气法在黄疸治疗中的具体应用。
2. 熟悉阴黄与阳黄的鉴别及治疗。
3. 了解黄疸的病因病机。

黄疸是由于感受湿热疫毒，导致湿浊阻滞，肝、胆、脾、胃功能失调，胆液不循常道，随血泛溢引起的以目黄、身黄、尿黄为主要临床表现的一种病证。黄疸的病因与外感时邪、饮食所伤、脾胃虚弱及肝胆结石、积块瘀阻等有关，其病理因素主要是湿浊之邪。治法以祛湿利小便，健脾疏肝利胆为主，并根据湿从热化、寒化等的不同，分别施以清热利湿和温中化湿。急黄则在清热利湿基础上，合用解毒凉血开窍之法。黄疸久病还应注意扶助正气。

现代医学中的溶血性黄疸、病毒性肝炎、肝硬化、胆石症、胆囊炎、钩端螺旋体、某些消化系统肿瘤等以黄疸为主要表现者，可以参考本病。

示教医案

谢某，男，34岁，2011年4月22日初诊。

患者既往有乙肝病史3年。患者因中上腹部及右胁疼痛于2011年4月在成都某医院检查，胃镜：反流性食管炎、慢性胃炎；乙肝两对半：HBsAg（+）、HBeAg（+）、HBcAb（+）；HBV-DNA：6.3×10^5；肝功：ALT：1534U/L，AST：1144U/L，TBIL：107μmol/L，DBIL：56μmol/L；上腹部B超：右肝内探及一强回声团，直径约0.8cm，肝实质回声不均匀，经保肝、抗病毒等治疗后效果不理想，特求诊于中医。症见：巩膜黄染，面色黧黑，自诉中上腹及右胁胀痛，偶有刺痛，口苦，发热，乏力，尿黄，厌油腻，纳差，大便稀溏，小便色深黄，牙龈出血，苔薄黄腻，舌质暗红，边有瘀点，中部少津，脉弦，滑数。

中医诊断：黄疸、胁痛。

辨证：湿热内蕴，枢机不利，气滞血瘀。

治法：清热化湿，利胆退黄，活血化瘀。

方剂：茵陈蒿汤加减。

茵陈 30g	焦栀子 20g	生大黄 10g（后下）	柴胡 10g	谷芽 30g
白芍 15g	茯苓 30g	法半夏 15g	竹茹 15g	猪苓 15g
车前子 15g	檀香 15g	白茅根 30g	蝼蛄 20g	鳖甲 30g
虎杖 20g	麦芽 30g			

14剂，水煎服，3日2剂。

二诊（2011年5月8日）：服药后中上腹胀痛、牙龈出血、口苦发热等症状消失，巩膜黄染及胁痛减轻，仍有乏力、纳差、厌油腻等不适，舌暗红，苔薄腻，脉弦濡数。湿热减轻，瘀结仍在，效不更方，继续守方7剂。

三诊（2011 年 5 月 16 日）：复查两对半：HBsAg（＋）、HBeAg（－）、HBcAb（＋）；HBV-DNA 低于检测值；肝功：ALT：127U/L，AST：110U/L，DBIL：16μmol/L。患者巩膜黄染减轻，仍便溏，厌油腻，纳呆，乏力，小便色淡黄，右胁偶有刺痛，苔薄黄，舌质暗红，脉濡数。治以清热化湿，健运脾胃。选参苓白术散合茵陈蒿汤加减。

焦栀子 15g	生大黄 3g	茵陈 30g	乳没各 15g	薏仁 30g
砂仁 15g	桔梗 15g	升麻 10g	茯苓 30g	参须 15g
甘草 10g	白术 30g	山药 30g	柴胡 10g	白芍 15g
法半夏 15g	竹茹 15g	檀香 10g	鳖甲 30g	二芽 30g

14 剂，水煎服，3 日 2 剂。

四诊（2011 年 7 月 2 日）：胁痛消失，巩膜黄染消退，胃纳增加，大便质稀，小便色淡黄，乏力，嗜睡，面色黧黑无华，苔薄黄，质淡红，脉濡细，尺脉弱。考虑患病日久，脾肾阳虚，正气未复，治以培补脾肾，肾气丸加减。

熟地 30g	山药 30g	山茱萸 15g	茯苓 30g
制附子 15g（先煎）	丹皮 15g	泽泻 15g	陈皮 15g
参须 10g	升麻 10g		

14 剂，水煎服，3 日 2 剂。

五诊（2012 年 6 月 17 日）：复查肝功，ALT：30.2U/L；AST：29.7U/L，TBIL：9.1μmol/L，DBIL：8.7μmol/L。B 超检查：肝包膜光滑完整，实质回声均匀，未见占位。嘱定期复查肝功，注意生活起居。

（选自《四川中医》，谭万初教授治疗乙型肝炎验案一则，2013 年 02 期）

医案分析：

（1）此案体现了疑难病动态思维辨证观。此病例治疗分为初、中、后三个阶段，层次清晰，重点突出，标本兼治。患者初期以巩膜黄染、口苦、发热、上腹及胁痛为主，考虑湿热内蕴，气滞血瘀，以清热利湿退黄为主，佐以行气软坚，散结止痛。方中茵陈、栀子、虎杖清热利湿退黄；柴胡、白芍、檀香重在疏肝行气止痛；猪苓、车前、蝼蛄重在利湿热，符合中医学"诸病黄家，但利其小便"的治疗思路；半夏、竹茹重在和胃利湿；麦芽、谷芽既能疏肝理气，又能防止苦寒伤胃，是谭万初教授治疗脾胃疾病常用的药对。

（2）在初期治疗取效后，一方面继续清热利湿退黄，同时加入健脾益气祛湿之药，体现了肝脾同治思路。临床上慢性肝炎多有明显脾虚证和湿热证，二者必须兼顾，徒清湿热，则脾虚运化无力；徒健脾温阳，则湿热邪毒内盛。若清热苦寒太过，部分黄疸可能转为阴黄，治疗更为困难，所以临床必须权衡轻重缓急，灵活施治。后期湿热不著，检查指标恢复明显，脾肾不足突出，治疗以培补脾肾为主。

（3）疾病治疗是一个动态的辨证过程，辨证论治并不是一方到底，证可能随着病情治疗的变化而变化，临床必须谨受病机，灵活施治。本案病情较重，治疗周期长，医患积极配合，也是治疗取得满意效果的原因之一。

讨论医案

程某，男，58岁。2004年4月8日初诊。

主诉：尿黄、目黄、身黄3月。

患者3月前发现尿黄、目黄、身黄，在北京某医院诊断为"药物性肝损害"，住院治疗2月，静脉注射茵栀黄注射液、清开灵注射液、能量合剂等，口服茵陈蒿汤、甘露消毒丹等清热利湿之品，病情持续加重，黄疸加深，特求中医治疗。

症见：面黄晦暗虚浮，周身皮肤黄如烟熏，神识昏蒙，疲倦无力，眩晕呕恶，口苦咽干，渴不多饮，脘腹胀痛，纳谷不馨，大便稀溏，每日 7～8 次，小便频数量少，下肢水肿，四末不温，舌质淡红，苔灰白腻，水滑舌，脉沉细数。

中医诊断：黄疸，阴黄。

辨证：脾肾阳虚，少阳不和，寒湿内盛。

治法：和解少阳，温化寒湿。

方剂：小柴胡汤合茵陈术附汤加减。

柴胡 12g	黄芩 10g	半夏 10g	人参 15g
茵陈 20g	白术 15g	干姜 12g	制附子 10g (先煎)
藿香 10g	白矾 1g	泽泻 15g	白蔻仁 10g (后下)
茯苓 20g	炙甘草 10g		

7 剂，每日 1 剂，水煎服。

二诊（2004 年 4 月 16 日）：服药后，神识渐清，精神稍好转，纳食好转，呕恶减轻，效不更方。原方基础上，茵陈减为 15g，加生薏苡仁 30g，丹参 15g，郁金 15g。14 剂，每日 1 剂，水煎服。

服药后黄疸明显减轻，诸症好转，总胆红素由 100mmol/L 减到 40mmol/L，上方略作变化，服用 50 剂，诸症消失，检查肝功能恢复正常。

（选自《北京中医杂志》，乙肝健脾和胃冲剂治疗黄疸临床观察，1993 年 02 期）

问题：

（1）试分析本案的病机、治法和方药。

（2）阴黄除了茵陈术附汤外，还可以选用哪些方剂治疗？

赏析医案

温某，女，69 岁。2003 年 5 月 22 日初诊。

患者从事喷漆工作，患职业病 10 年，有肝功能损害病史。近半年来黄疸加重，疲乏无力，面色晦暗，目窠浮肿，巩膜黄染，下肢浮肿，伴低热、口苦、睡眠差，服用西药治疗效果不佳，舌质红，苔薄白，脉弦数。ALT：264U/L，DBIL：1.4mg/dL，血沉：46mm/h，WBC：4.0×10^9/L，血小板 95×10^9/L。超声检查：肝脏弥漫性病变、脾大、胆囊炎。

中医诊断：黄疸。

辨证：肝脾不和，湿热内蕴。

治法：调和肝脾，清热利湿退黄。

方剂：逍遥散加减。

当归 12g	白芍 12g	白术 9g	柴胡 9g
茯苓 9g	生姜 3g	炙甘草 6g	薄荷 3g (后下)
党参 9g	苏梗 9g	香附 9g	大枣 4 枚
北沙参 10g	茵陈 6g	焦神曲 6g	陈皮 6g
连翘 10g	郁金 6g	生黄芪 12g	砂仁 3g (后下)

14 剂，水煎服，每日 1 剂。

二诊：患者服药后，症状有所减轻，低热消失，巩膜黄染已退，面部虚浮，下肢凹陷性水肿，舌质红，苔薄白，脉弦数。再投前方加冬瓜皮 10g，生薏苡仁 20g，取 14 剂。后守方治疗 1 月，患者浮肿消退。

（选自《国医大师内科验案精选 240 例》）

医案选录

黄，一身面目发黄，不饥溺赤，积素劳倦，再感温湿之气，误以风寒发散消导，湿甚生热，所以致黄。连翘、山栀、通草、赤小豆、花粉、香豉煎送保和丸三钱。

张三二，述初病似疟，乃夏暑先伏，秋凉继受，因不慎食物，胃脘气滞生热，内蒸变现黄疸，乃五疸中之谷疸也。溺黄便秘，当宣腑湿热，但不宜下，恐犯太阴变胀。绵茵陈、茯苓皮、白蔻仁、枳实皮、杏仁、桔梗、花粉。

（选自《临证指南医案》）

一身面目俱黄，色暗如熏黄，已食不饥，倦怠嗜卧，短气，小便色黄，自利，乃脾胃湿热内蕴，膀胱之气不化，渐成黄疸，证属虚候，以理中汤加味治之。炒白术三钱，人参一钱，干姜八分，炙甘草八分，绵茵陈二钱，白茯苓三钱。

（选自《南雅堂医案》）

【医家小传】

谭万初（1956—），成都中医药大学教授，硕士研究生导师，出身于五代中医世家。谭万初教授熟谙中医经典，中医学、中药学功底深厚，从事中医学临床教学30多年，培养中医内科研究生20余名。临床擅长治疗内科呼吸疾病、消化疾病、妇科疾病，结合四川盆地独特气候、饮食特点，重视从湿热体质治疗疾病，临床以擅长使用黄连温胆汤、丹栀逍遥散、龙胆泻肝汤治疗相关疾病。

第三节　鼓　胀

【学习目标】

1. 掌握健脾利水法在鼓胀治疗中的应用。
2. 熟悉姜春华应用活血祛瘀法治疗鼓胀的经验。
3. 了解鼓胀的病因病机、辨证要点。

鼓胀是指肝病日久,肝脾肾功能失调,气滞、血瘀、水停于腹中所导致的以腹胀如鼓、皮色苍黄、脉络暴露为主要临床表现的一种病证。临床辨证应该从气、血、水三方面入手,腹部胀满,按之空空,叩之如鼓,多属肝气郁滞,为气臌;腹部胀满膨大,或如蛙腹,按之如囊裹水,常伴有下肢水肿,为阳气不振,水湿内停,为水臌;脘腹坚满,青筋显露,腹部积块刺痛,面颈部赤丝血缕,为血臌。治疗分别以理气、行水、化瘀为主;正气不足者,配以益气温阳或益气养阴。

鼓胀在古医籍中又称为单腹胀、臌、蜘蛛蛊等。中医学鼓胀主要相当于现代医学中肝硬化、腹腔内肿瘤、结核性腹膜炎等疾病引起的腹水。

示教医案

郑某,男,37 岁。1971 年 12 月 28 日初诊。

10 年前患肝炎,6 年前转为慢性肝炎。3 年前检查,肝肋下三指半,质地硬,脾可扪及左肋下一指,腹部无转移性震荡浊音,腹壁静脉曲张,白蛋白 20g/L,球蛋白 40g/L,蛋白电泳 r 球蛋白 29.5%。面色晦黑,胸、手、颈均有蜘蛛痣,周身水肿,下肢尤甚,胁痛,右上腹疼痛胀满,食后益甚,大便初硬后溏,唇色紫暗,舌质紫暗有瘀斑,口干不欲饮,气短乏力,少寐怕冷,脉细弦数。

中医诊断:鼓胀。

辨证:肝郁脾虚,瘀血内阻。

治法:活血软坚利气。

方药:下瘀血汤方。

当归 9g	制大黄 9g	地鳖虫 6g	桃仁 6g	嫩苏梗 9g
茯苓 9g	枳壳 9g			

1972 年 1 月 3 号二诊:胃纳较差,头热口干,大便干结,四肢仍水肿,脉浮弱。治宜活血化瘀为主,兼健脾益气,清热利水。方药:

党参 9g　　　茯苓 9g　　　制大黄 9g　　　地鳖虫 6g　　　桃仁 6g

龙胆草 6g　　栀子 9g　　　玉米须 30g　　阿胶 6g　　　炮山甲粉 1.2g（吞）

1972 年 2 月 14 日三诊：服药 40 余剂，水肿渐轻，面色由黑转黄，面部蜘蛛痣已退，但胸、手、颈部仍存在，舌上瘀斑消失，两胁隐痛，小便黄，腰酸背痛。白蛋白 35g/L，球蛋白 20g/L，锌浊度 20U，蛋白电泳 r 球蛋白 18.5%。治宜活血化瘀软坚，兼清内热。方药：

当归 9g　　　制大黄 9g　　牡丹皮 9g　　地鳖虫 9g　　　桃仁 9g

连翘 9g　　　茯苓 9g　　　玉米须 30g　　鳖甲 15g

服上方后，白蛋白、球蛋白倒置明显好转。

（选自《名老中医肝病治验录》）

医案分析：

（1）本案为近代名老中医姜春华教授医案。患者素有慢性肝炎、肝损伤，以水肿明显就诊，因面色晦黑，胸、手、颈均有蜘蛛痣，胁痛，右上腹疼痛胀满，食后益甚，气短，乏力，怕冷，大便初硬后溏，唇色紫暗，舌质紫暗有瘀斑，故考虑为肝郁脾虚，瘀血内阻，法当活血软坚利气。

（2）首诊以下瘀血汤为基本方，其源自张仲景著《金匮要略·妇人产后病脉证治篇》。姜老不仅将此方用于肝炎、肝硬化之血瘀证，而且广用于瘀血结滞之多种杂病，疗效显著。姜老在本例治疗过程中，用大黄、桃仁、鳖虫、茯苓活血化瘀兼利水，当归、党参、阿胶等扶正益气养阴，以求祛邪不伤正，扶正不恋邪。下瘀血汤（大黄、桃仁、土鳖虫）为姜老治疗肝硬化腹水之基本方，临床疗效较好。

讨论医案

孔某，男，54岁。

患者因肝硬化腹水入天津第三医院内科，经治疗月余，无明显好转，遂邀中医治疗。患者腹胀如鼓，青筋显露，小便不利，下肢浮肿，按之没指，食少纳呆，神疲乏力，面色萎黄，肌肤干燥，形体消瘦，脉弦促，舌苔白腻。

中医诊断：臌胀。

辨证：脾失健运，水湿内停。

治法：健脾扶正。

方药：香砂六君子汤加减。

木香6g	砂仁6g	陈皮10g	半夏6g	党参10g
茯苓10g	焦白术10g	甘草3g	炒薏米30g	生山药30g

二诊：服用上药10剂，食欲增加，精神亦好转，正气有所恢复，拟峻下逐水。

大戟3g	白芥子10g	大枣12枚	甘遂3g（研细末，冲服）

三诊：服用上药，患者自觉腹部坠痛，并多矢气，大便日二十余次，稀黑便，伴腹痛，小便亦通利，腹部肿胀明显减退，饮食增加。服用第4剂后，腹部肿胀基本消退，下肢稍有浮肿，食欲增加，稍感两胁胀满，脉虚苔少。邪虽去，正气虚，拟健脾理气。

木香6g	砂仁6g	党参10g	茯苓10g	焦白术10g
甘草3g	陈皮10g	半夏6g	香附10g	郁金6g
沉香10g	枳壳10g			

服上药5剂后，精神逐渐好转，肿胀消失，活动自如，脉促苔少，遂以人参健脾丸，沉香舒郁丸善后。

（选自《津门医粹》）

问题：

（1）本案患者以腹部肿胀，小便不利，下肢肿胀为主要表现，为何不用利水消肿药治疗？

（2）本案一诊健脾扶正为主，二诊改为峻下逐水有何临床意义？

（3）根据所学方剂学知识，回答香砂六君子汤组成、方义、主治以及现代临床应用。

赏析医案

许某，男，27岁，住院号1011。

患者一年来腹渐胀大，下肢浮肿，尿少，尿色茶红，经常鼻衄，肝脾肿大因未同意行脾切除术而来诊治。症见气短无力，食欲不振，左胁下时时疼痛，腹胀，小便黄少。舌质暗淡，苔白，脉沉细。

查体：发育中等，营养差，面色黄，体瘦，语声低弱而缓慢，心浊音界向左扩大，肺（−），腹部膨隆，腹围90cm，腹壁静脉怒张明显，腹水征阳性，肝未触清，脾在肋下一掌，中等硬度，下肢有指凹性水肿。

化验：黄疸指数5U，胆红素0.4mg/dL，麝浊5U，脑絮（＋），高田反应（＋），血浆蛋白3.407g/L，球蛋白1.898g/L。

西医诊断：肝硬化腹水。

中医诊断：臌胀（气血两虚，肝郁血瘀，水湿内停）。

治法：补气养血，理气活血佐以利水。

方药：自拟方。

黄芪30g	丹参15g	醋柴胡4.5g	当归12g	白芍15g
杏仁10g	橘红10g	香附10g	郁金7.5g	丹皮10g

红花 6g	泽兰 15g	牡蛎 15g	木瓜 12g	牛膝 10g
木香 3g	砂仁 3g	生姜皮 3g	腹皮子 12g	通草 3g
薏仁 12g	抽葫芦 15g	冬瓜皮 12g	冬瓜子 12g	

车前子 12g（包）

以上方为主，后随证略有加减，共服药 3 个月，药后除偶有齿龈出血外，已无任何不适，食睡二便均正常。查体：腹水征消失，腹围 80cm，脾大如前，肝未触及，下肢不肿。

化验：黄疸指数 4U，胆红素 0.8mg/dL，麝浊 31U，脑絮（-），高田反应（-），血浆蛋白 3.536g/L，球蛋白 2.157g/L。出院门诊观察，继续治疗。

（选自《关幼波论肝病》）

医案选录

张，黄疸积年不愈，近成单胀，腹坚满，食减便泻，乃气不化水。然神脉颓弱，难挽之疴。姑用牡蛎、薏仁、茯苓、车前子、茵陈、砂仁壳、益智仁、牛膝、桂心。腹软溺利，其兄复请，终以沉疴辞之。

（选自《类证治裁》）

王右，脾阳不运，浊阴凝聚，大腹胀满，鼓之如鼓，纳谷减少，脉象濡迟，舌苔白腻，病情非轻，宜温运分消。生白术三钱，连皮茯苓四钱，熟附子一钱，清炙甘草五分，淡干姜五分，陈皮一钱，大腹皮二钱，福泽泻钱半，砂仁壳八分，炒谷芽三钱，冬瓜子三钱，陈葫芦瓢四钱。

（选自《丁甘仁医案续编》）

左，痞积，腹胀不减，兼有腹痛，小便不行，脉细不应指。肝脾交困，鼓疾有日深之势矣。尖槟榔钱半，广木香五分，茯苓三钱，炒麦芽三钱，真建

曲二钱，炒青皮钱半，炒苏子钱半，炮黑姜四分，大腹皮钱半，炒川楝子钱

半，泡吴茱萸四分，乌药六分磨充，砂仁壳六分。

（选自《何鸿舫医案》）

【医家小传】

姜春华（1908—1992），字秋实，著名中医肝病学家、中医藏象及治则现代科学奠基人。姜老自幼学医，从医60余年，成就斐然，擅长治疗疑难杂症，提倡中西医结合，重视辨病、辨证相结合，擅长从活血化瘀论治疑难病，发表200余篇学术论文。论著颇多，主要有《中医治疗法则概论》《伤寒论识义》《姜春华论医集》《肾的研究》《活血化瘀研究》《活血化瘀研究新编》等。

医案练习题

阅读以下医案材料，写出疾病诊断（疾病名、证候）、病机分析、治法、方剂及处方用药。

医案1. 吕某，女，43岁。2000年12月12日初诊。急性胆囊炎3天，服用中药小柴胡、大柴胡等煎剂无效。症见胸胁痞满，形寒肢逆，大便秘结，脉象沉迟，舌淡苔白。

医案2. 奚某，男，30岁，1998年8月3日入院。患者既往有乙肝病史。症见一身黄染，目睛深黄，面色晦暗，口干口苦，脘痞腹胀，恶心，大便稀溏，疲倦乏力，上腹隐痛，尿黄，舌淡苔黄腻，舌质暗紫，脉象濡滑。

医案3. 朱某，男，60岁，2005年11月8日初诊。患者自幼有血吸虫病史。近3年来出现腹胀、下肢水肿。外院B超检查：肝硬化、脾脏肿大、腹水，经治疗后效果不显著。近1月来，腹胀加重，乏力，双下肢轻度水肿，胃纳一般，小便不利，大便溏，形体消瘦，巩膜轻度黄染，舌质淡暗，苔薄腻，脉弦滑。

第六章　肾膀胱疾病医案 ▷▷▷▷

　　按照现代中医内科学的分类，肾、膀胱疾病主要包含水肿、淋证、癃闭、关格、阳痿、遗精等相关病证。因此在充分考虑中医优势疾病的基础上，本章精选了水肿、淋证、癃闭 3 种疾病医案作为授课内容。

第一节　水　肿

> 【学习目标】
> 1. 掌握清热利湿、健脾温肾法在水肿治疗中的具体应用。
> 2. 熟悉从和解少阳治疗水肿病的思路。
> 3. 了解水肿病的诊断要点、病因病机以及治法。

　　水肿是指体内水液潴留，泛溢肌肤，引起眼睑、头面、四肢、腹背甚至全身水肿为特征的病证，严重者可伴有胸水、腹水等。水肿是全身气化功能障碍的表现，外邪侵袭，饮食起居失常，或劳倦内伤，均可导致肺不通调，脾失转输，肾失开阖，终至膀胱气化无权，三焦水道失畅，水液停聚，泛溢肌肤而成水肿。在发病中，肺、脾、肾三脏相互联系，相互影响，以肾为本，肺为标，脾为制水之脏。

　　水肿的辨证要点在于辨阳水、阴水。阳水多因风邪外袭，水湿浸渍，导致肺失宣发，病性多为表证、实证；阴水多因脾肾亏虚，气化不利所致，多为里证、虚证，同时阳水和阴水可相互转化。治水肿当以"开鬼门""洁净府""去菀陈莝"为基本原则。阳水以祛邪宣肺为主，阴水治以健脾、温肾为主。

示教医案

丁某，男，40岁。1991年12月13日初诊。

患者去年9月份感冒后，突然出现全身浮肿，在当地医院确诊为急性肾炎，经治疗后无明显效果。又赴某医科大学医院经肾穿后确诊为膜性肾炎，经用强的松及环磷酰胺等药物治疗后效果不明显，现求治于中医。症见：全身浮肿，下肢较甚，按之如泥，小便量少而频，色黄，腰酸乏力，面色㿠白，食欲不振，口苦，腹部及两胁胀满，舌淡红，苔薄白，脉细弱。查双肾区有叩击痛。尿化验：蛋白（+++），红细胞（+++），24小时尿蛋白定量7.8g。

中医诊断：水肿病。

证候：少阳枢机不利，三焦痹滞证。

治法：和解少阳，疏达三焦，清利湿热。

方剂：小柴胡汤加减。

柴胡10g	黄芩9g	党参15g	姜半夏9g	茯苓12g
白芍12g	泽泻12g	石韦15g	益母草30g	鱼腥草30g
萹蓄12g	白蔻仁6g（后下）			

水煎服，每天1剂。

二诊（12月22日）：服上方10剂，腹胀明显减轻，纳食渐增，小便稍利，仍觉腰困，浮肿明显，舌体胖而暗，脉沉弦细。证属少阳枢机渐转，治当随之而变，宜健脾益肾、理气除湿、通达三焦为主，药用：

党参15g	黄芪45g	益母草40g	白术12g	桂枝6g
猪苓15g	泽泻12g	砂仁8g（后下）	炒枳实10g	大腹皮12g
葶苈子10g	牛膝12g	半枝莲24g	丹参24g	石韦15g

水煎服，每天1剂。嘱强的松减量，停用其他西药。

三诊（1992年3月2日）：服上药58剂，激素已减至2.5mg，现小便量渐增，全身浮肿明显减轻，唯下肢仍有轻度浮肿，按之有凹陷，腰酸，腹胀不著，食纳可，精神明显好转。化验尿常规：蛋白（++），其余阴性。治宜健脾益肾，兼清余邪，药用：

党参 15g　　黄芪 50g　　芡实 15g　　白术 12g　　茯苓 15g

猪苓 15g　　益母草 30g　　石韦 15g　　鱼腥草 25g　　蒲公英 12g

川续断 12g　　牛膝 12g

水煎服，每天 1 剂。

四诊（3月9日）：服上药1周，浮肿基本消失，体重较初诊时减轻 9.2kg，尿量正常，经尿化验2次，蛋白少许或阴性。继以下方调理，以巩固疗效，药用：

党参 12g　　黄芪 60g　　生地黄 12g　　猪苓 15g　　泽泻 12g

茯苓 15g　　怀牛膝 12g　　狗脊 12g　　丹参 20g　　益母草 30g

石韦 15g　　沙苑蒺藜 15g　　红花 8g　　芡实 15g

水煎服，每周 5 剂，继服 2 个月。

（选自《当代名医肾病验案精华》）

医案分析：

（1）本案为杜雨茂教授医案。

（2）本案患者以全身浮肿、下肢为甚，按之如泥为主要表现，符合中医水肿的诊断。《金匮要略》提出了发汗和利小便治疗水肿的大法，但是本案患者全身水肿，病程较长且无明显表证，伴有腰酸乏力、面色㿠白、舌淡苔薄白、脉细弱一派虚象，综合分析为正虚邪恋。单纯发汗，或利小便不符合本案病情。

（3）患者食欲不振，口苦，腹部及两胁胀满，符合少阳病的临床表现。又因"三焦者，决渎之官，水道出焉""三焦病者，腹气满，小腹尤坚，不得小便，窘急，溢则水留为胀"，说明三焦与水液代谢关系密切。少阳枢机不利则口苦、纳差；三焦失于通畅，水湿内停则水肿、小便量少；湿阻气滞则腹部、两胁胀满；胆火内郁上则口苦、咽干、眩晕，下则小便灼热。因此本案治疗，首诊治以小柴胡汤加减和解少阳，疏达三焦，兼清热利湿。二诊少阳枢机转利后，重在太阴，所以大补脾气，重用黄芪、党参，配合五苓散以通阳化气、利水消肿，丹参、益母草活血利水是杜老的经验用药，枳实、大腹皮、砂仁重在疏通太阴。后期在病情好转后，坚持健脾补肾，兼清余邪。组方清而不寒，补而不腻，值得借鉴和学习。

（4）本案疗程半年，患者坚持治疗，故疗效满意，也说明了慢性病守方治疗的重要性。

讨论医案

某患者，女，46岁。2000年4月20日初诊。

主诉：水肿3月。

患者全身水肿，下肢尤甚，下午及晚上加重，腰酸痛，足跟痛，尿量减少，脱发，心悸，胸闷，气促，面青唇紫，纳少，眠差，大便不爽，2～3日一行，舌质暗，边有齿痕，舌下青紫，苔薄白，脉沉细滑。此次月经提前10天，量少色暗，有痛经，末次月经日期4月12日。

中医诊断：水肿病，阴水。

辨证：脾肾阳虚，水湿停运。

治法：健脾温肾，利水渗湿。

方剂：防己黄芪汤加味。

丹参15g	生黄芪18g	生白术12g	防己10g	茯苓30g
炒枣仁15g	远志10g	当归15g	薏苡仁15g	泽泻12g
冬葵子15g				

7剂，每日1剂，水煎服。

2000年4月27日复诊：患者服药后症状明显改善，现全身水肿减轻，纳可，眠安，二便调，舌质暗，边有齿痕，舌下青紫，苔薄白，脉沉细滑。守方生薏苡仁改为 30g，再取 7 剂，每日 1 剂。患者服药后水肿等症状消失，随访半年未复发。

（选自《中华中医药杂志》，国医大师颜正华诊疗水肿辨证思路与典型医案探析，

2012 年 11 期）

问题：

（1）本案诊断为"脾肾阳虚"，治疗选用"防己黄芪汤加味"是否妥当？

（2）分析本案病机，还可以选用何方治疗？简述理由。

（3）本案处方中用当归有何意义？

赏析医案

龙某，女，46 岁。患慢性肾炎 5 年，水肿反复发作，发则全身肿甚，卧床不起，按之如泥，凹陷不起，虽经多方治疗，效果不佳。症见：心悸气短自汗，语声低微，四肢不温，腰膝冷痛，畏风怯寒，脘腹胀满，纳少便溏，夜尿量多，面色㿠白，舌质淡体胖，苔白而湿润，脉沉迟无力。

诊断：水肿病。

辨证：脾肾阳衰，寒水泛滥。

治法：温补脾肾，化气行水。

方剂：真武汤合理中汤加减。

附子 9g（先煎）	茯苓 12g	白术 12g	白芍 9g	党参 9g
干姜 9g	桂枝 9g	薏苡仁 30g	泽泻 9g	黄芪 9g
龙骨 9g	牡蛎 9g	巴戟天 9g		

6 剂水煎服，每天 1 剂。

二诊：服药后，汗出已止，四肢微微觉温，尿量有增。药证相符，上方加减。药用：

附子9g（先煎）	茯苓12g	白术9g	白芍9g	党参9g
干姜9g	肉桂3g	薏苡仁30g	泽泻9g	黄芪9g
杜仲9g	桑寄生15g	炙甘草6g		

6剂水煎服，每天1剂。

三诊：肿势大减，精神好转，仍有畏寒怯冷感，故继续以温补脾肾为主。药用：

附子9g（先煎）	肉桂3g	茯苓12g	党参9g	白术9g
陈皮9g	半夏9g	薏苡仁30g	黄芪12g	丹参12g
杜仲9g	桑寄生15g	山药20g	山萸肉12g	炙甘草6g

水煎服，每天1剂，服用月余。

四诊：水肿全消，精神饱满，食欲可，可做轻度体力劳动，偶有气喘发热。治以益气健脾为主，以助生化之源，方用补中益气汤加减善后。

（选自《赵清理心得验案辑》）

医案选录

范左，目窠先肿，渐至腿足俱胀，脘腹不舒，脉细沉迟，此寒湿泛溢，水气重证。川朴、泽泻、广皮、大腹皮、防风、羌活、川芎、猪苓、防己、五加皮、桂枝、姜皮、炙鸡内金研。

二诊：脘腹胀舒，足肿未退。苍术、川朴、五加皮、连皮茯苓、炒冬瓜皮、广皮、薏仁、大腹皮、建泽泻、木猪苓、姜皮、炙鸡内金研。

三诊：肿势已退，偏右头痛，湿渐解而风未解也。炒冬瓜皮、青防风、连皮茯苓、川芎、白术、生薏仁、熟薏仁、川羌活、白僵蚕、猪苓、泽泻。

以上三方，初剂腹肿退，三剂痊愈。

（选自《张聿青医案》）

吴，由气喘而加浮肿、咳嗽、右脉紧，此水气闭于皮肤，《金匮》所谓皮水是也。际此严寒，发汗极难，恐不易治。麻黄、杏仁、桂枝、细辛、防己、生草、附子、前胡、猪苓、茯苓，服药后以葱催。

二诊：得汗后喘肿略退，宗前议加减。麻黄、杏仁、桂枝、细辛、制附子、猪苓、茯苓、白芍、苏子、甘草、前胡。

三诊：浮肿喘嗽大退，再遵仲景法。小青龙汤去麻黄，加茯苓、款冬花、杏仁。

（选自《倚云轩医话医案集》）

福建郑雅村协戎之夫人，咳嗽面浮，腹胀，腿足浮肿，余诊其脉，右寸浮弦，此乃湿热上灼肺阴，肺不能通调水道，下输膀胱所致。南沙参四钱，大麦冬三钱，川贝母三钱，瓜蒌皮三钱，大杏仁三钱，连皮茯苓四钱，香豆豉三钱，地肤子三钱，五加皮二钱，冬瓜子四钱，橘红一钱。

连服六剂，咳嗽即止，面浮腹胀，腿足浮肿皆消，惟天癸过期不行，心悸内热，此胃中气液皆虚，阴血不能下注冲任。人参须五分，北沙参四钱，大麦冬三钱，生白芍一钱半，粉甘草三分，川石斛三钱，川贝母三钱，陈广皮五分，云茯神二钱，藕五片。进十剂，经通而愈。

（选自《费绳甫医话医案集》）

【医家小传】

杜雨茂（1932—2013），陕西中医学院教授、主任医师、全国名老中医药专家学术经验继承工作指导老师，国务院特殊津贴专家，陕西省名老中医，当代著名伤寒学专家，中医肾病专家。从事中医临床 60 余载，治学严谨，成果丰硕，首创肾脏疾病六经辨证体系，培养伤寒专业研究生 40 余名，多项科研成果获得推广应用，取得了显著的社会经济效益，出版学术著作 15 部，其中《奇难病临证指南》在学术界有较大影响力。

第二节　淋　证

【学习目标】

1. 掌握清心莲子饮在淋证中的应用。
2. 熟悉草薢渗湿汤在膏淋中的应用。
3. 了解淋证的概念、病机及治疗原则。

　　淋证是指小便频数短涩，滴沥刺痛，欲出未尽，小腹拘急，或痛引腰腹的病证。根据淋证发病特点的不同可分为热淋、石淋、气淋、血淋、膏淋、劳淋等。淋证病位在膀胱和肾，且与肝脾有关，病机主要是湿热蕴结下焦，导致膀胱气化不利。淋证初起多属湿热蕴结膀胱，若病延日久，热郁伤阴，湿遏阳气，或阴伤及气，可由实转虚，虚实夹杂。

　　淋证的辨证要点在于辨明淋证类别，审察证候虚实，注意标本缓急，同时还应注意各种淋证之间的联系，重视虚实的相互转化。实则清利，虚则补益，是治疗淋证的基本原则。实证以膀胱湿热为主者，治宜清热利湿；以热灼血络为主者，治宜凉血止血；以砂石结聚为主者，治宜通淋排石；以气滞不利为主者，治宜理气疏导。虚证以脾虚为主者，治宜健脾益气；以肾虚为主者，治宜补虚益肾。

示教医案

　　杨某，女，50 岁。1987 年 11 月 19 日初诊。

主诉：尿频、尿痛反复10年，复发并加重半年。

十余年前曾患尿频、尿急、尿痛，发热，腰痛，确诊为肾盂肾炎，用抗生素治疗暂愈。以后每年时有1～2次复发，用抗生素治疗症状可缓解。近半年来发作频繁，约1个月发作1次，20天前无明显诱因上症又复发，用抗生素治疗效果不显。现症见：尿痛尿频，尿道有灼热感，倦怠乏力，口干不欲饮，手足心热，舌质淡红，脉细无力。尿常规：白细胞＞50个/HP；中段尿细菌培养：细菌数＞105/mL。

中医诊断：劳淋。

辨证：气阴两虚，湿热未尽。

治法：益气养阴，清利湿热。

方剂：清心莲子饮加减。

黄芪 30g	党参 20g	石莲子 15g	茯苓 15g	麦冬 15g
车前子 15g（包）	地骨皮 15g	瞿麦 20g	萹蓄 20g	蒲公英 30g
甘草 10g	白花蛇舌草 50g

水煎服，每天1剂。

二诊（11月26日）：服前方6剂，尿频及尿道灼热感均减轻。效不更方，继续服前方治疗。

三诊（12月4日）：除腰酸乏力外，其他症状均消失，舌质淡红，苔薄白。尿化验：白细胞10～20个/HP；中段尿细菌培养转阴。继续服前方。

四诊（12月25日）：服药20剂，尿化验：白细胞1～3个/HP。尿路不适症状未再出现，腰酸及乏力症状均减轻。嘱其继服前方10剂以巩固疗效。半年后复查，症状未复发，尿常规及细菌培养均为阴性。

（选自《当代名医肾病验案精华》）

医案分析：

（1）本案为张琪教授医案。

（2）患者为中年女性，既往有肾盂肾炎病史，本次症状以尿痛、尿频为主诉，符合中医学淋证特点。患者病情反复发作，伴倦怠乏力，舌质淡红，脉细无力，乃气阴不足表现；尿道灼热是湿热壅滞下焦表现，故诊断为劳淋。中医认为劳淋一般具有遇劳则发，溺痛不明显特点，但在本案中表现不突出。

（3）中医学劳淋多相当于慢性肾盂肾炎，现代医学以抗菌治疗为主，但部分患者可能因为细菌耐药等原因，效果不明显。本案患者诊断、辨证不难，关键在于用药经验。本案选用清心莲子饮加减意在益气养阴，清热利湿。方中重用黄芪、党参意在补气扶正，蒲公英、白花蛇舌草重用，意在清热解毒、通淋止痛。从临床来看，许多慢性感染久治不愈，中医辨证为气虚时，重用黄芪有时可以收到较好效果。清心莲子饮组方精妙，利湿不伤阴，扶正祛邪并重，是张琪教授治疗泌尿系统疾病之效方之一，值得学习。

讨论医案

吕某，女，28岁。1989年9月5日初诊。

主诉：尿频、尿急、尿痛伴恶寒发热3天。

3天前因服冷饮后，自觉恶寒发热，排尿不适，尿频，尿急，继而发冷寒颤恶风，尿道灼热刺痛，去医院就诊。查体温39.6℃，白细胞23×10^9/L，尿检：白细胞30～50个/HP，红细胞10～20个/HP，脓球少许，诊断为急性泌尿系感染。用抗生素与解热止痛药后，大汗出，热退，寒战止。第2天开始又复痛，特来求中医治疗。现症见：发热恶风，尿频，尿急，尿道灼热刺痛，尿不尽，小腹拘急，腰部发凉且痛，舌质红，苔薄白，脉滑细且数，体温达

38.6℃。尿检查：白细胞满视野，红细胞20～30个/HP，脓球大量。

中医诊断：淋证。

辨证：湿热蕴郁，下注膀胱。

治法：清热化湿，凉血通淋。

方用：荆防败毒散加减。

荆芥6g	防风6g	前胡6g	独活6g	生地榆10g
滑石10g	瞿麦10g	大黄2g	炒山栀6g	炒槐花10g
大腹皮10g	芦根20g	茅根20g	焦三仙各10g	

7剂，水煎服，每天1剂。

二诊：服药3剂，发热减轻。又服4剂，热退，尿路刺激征消失，大便偏干，小便色赤，体温正常。尿常规检查：白细胞3～5个/HP，红细胞0～2个/HP。湿邪渐化，余热未尽，仍以前法进退，药用：

荆芥炭10g	防风6g	白芷6g	独活6g	生地榆10g
茅芦根10g	桑枝10g	柴胡6g	黄芩6g	小蓟10g
焦三仙各10g				

水煎服，每天1剂。又服上方14剂，尿检正常，无其他不适。

（选自《当代名医肾病验案精华》）

讨论：

（1）本案辨证、治法、方药的表述是否合理？

（2）分析本案的处方及用药特点。

（3）本案若选用银翘散合八正散化裁治疗是否妥当，简述理由。

赏析医案

袁某，女，23。1980年7月15日初诊。

主诉：小便混浊如米泔半年。

患者半年来小便浑浊如米泔，解之如油，澄下如膏，尿时常常有异物堵塞尿道感，努力挣后则见乳白色黏液状块物渗出，病情每因过劳或过食油腻物而加重，伴见精神困倦，腰酸膝软，纳谷乏味。曾经上海某医院诊断为乳糜尿，中西药施治3个月余无效。近日又增小便频急，尿道灼热疼痛，少腹拘急不适等症状，舌质略红，苔黄腻，脉弦数。

中医诊断：膏淋。

辨证：脾肾亏虚，下焦蕴热。

治法：益肾健脾，清利湿热。

处方：自拟方。

山药30g	砂仁3g	炒熟地黄18g	泽泻15g	炒杜仲15g
莲子15g	车前子15g	山茱肉15g	苦参15g	草薢10g
石菖蒲10g	益智仁10g			

服用10剂后，小便清澈，无黏液状物堵塞尿道，腰酸膝软症减，尿道涩痛、小便频迫之感若失。再以原方继服5剂，诸恙悉平，实验室检查均正常。随访至今已5年，病情稳定，未再复发。

（选自《济仁医录》）

医案选录

王，便浊而数，且痛，午后寒热不时，头眩神倦，脉弱，自秋延春，兼溺血点。乃劳力伤阴，阴火迫注膀胱，先用分利法，导赤散加赤茯苓、莲须、归尾、赤芍、丹皮、栀子、灯草。二服眩痛止，去木通、竹叶，改熟地、归身，又加萆薢，三服诸证俱廖。又令服六味丸愈。

（选自《类证治裁》）

精败为浊，水腐为淋。淋出溺道，浊出精道。阴亏火盛，湿热互扰，淋浊交流，涓滴作痛，泄中寓补，通以济塞主之。大生地、木通、生甘草梢、滑石、粉丹皮、泽泻、云茯苓、怀山药、山萸肉。

昨服导赤、六一泄水，六味地黄之补肾。夜来淋浊皆少，平旦至黄昏亦见，玉茎痛涩亦缓，溲色夜黄昼清，已获效机，依方进步。大生地、粉丹皮、福泽泻、云茯苓、车前子、怀牛膝、白通草、琥珀。

依方进步，又服四剂，淋浊悉平，唯阴茎时觉微疼，肝肾阴伤未复，湿热未净，再以六味、三才、二至，以善其后。

（选自《问斋医案》）

包，劳碌气虚，湿热随之下陷，淋浊初起觉痛，今而不疼，但觉气坠，小便频数，色黄而浑浊不清，仿东垣补脾胃、去湿浊，泻阴火，升清阳法。黄芪（盐水炒）、柴胡、升麻、沙参、茯苓、芡实、萆薢、黄柏、知母、灯心，食盐一捻（冲服）。

（选自《王旭高临证医案》）

【医家小传】

张琪（1922—），男，汉族。黑龙江省中医研究院主任医师，黑龙江省名中医，首届国医大师，著名中医肾病专家。1942年起从事中医临床工作，主张大方复治法治疗难治性肾病，擅长使用加味清心莲子饮治疗慢性肾炎、慢性尿路感染等疾病，著有《张琪临证实录》，较完整地反映了其医疗经验。

第三节　癃　闭

【学习目标】
1. 掌握益气养阴、通阳化气法在癃闭中的应用。
2. 熟悉清热利湿法在癃闭中的应用。
3. 了解癃闭的概念、病因、病机。

癃闭是因外邪侵袭、饮食不节、情志内伤、瘀浊内停及体虚久病，导致肾与膀胱气化功能失常，以小便量少，排尿困难，点滴而出，甚则小便闭塞不通为主症的一种疾病。其中又以小便不利，点滴而下，病势较缓者称为"癃"；以小便闭塞，点滴不通，病势较急者称为"闭"。癃和闭虽然有区别，但都是指排尿困难，只有程度上的不同，因此多合称为癃闭。

癃闭的病位主在膀胱，但与三焦和肺、脾、肾密切相关。上焦之气不化，肺失其职，不能通调水道下输膀胱；中焦之气不化，脾土虚弱，不能升清降浊；下焦之气不化，肾阳亏虚，气不化水，肾阴不足，湿热凝结，均可引起膀胱气化失常，形成癃闭。

癃闭的辨证要点在于细审主因，详辨虚实。因湿热蕴结、浊瘀阻塞、肝郁气滞、肺热气壅所致者，多属实证；因脾气不升、命门火衰、气化不及州都者，多属虚证。治疗癃闭应根据"腑以通为用"的原则着眼于通，但通之之法又因证候虚实而各异。实证宜清湿热，散瘀热，利气机而通水道；虚证宜补脾肾，助气化，使气化得行，小便自通。同时不可滥用通利小便之品，要根据病因及病变在肺、在脾、在肾的不同辨证施治。

示教医案

竺某，女，63岁。1983年3月3日初诊。

主诉：小便点滴不出2月。

患者有糖尿病病史27年。今年元月初突然发热，不寐多语，尿频尿急，10余天后因小便不能自行排出来我院急诊。查血白细胞18.1×10⁹/L，尿白细胞（++～+++），尿糖（+++～++++），空腹血糖18.87mmol/L。诊断为2型糖尿病伴自主神经病变、尿潴留、尿路感染，给予抗生素及胰岛素治疗，小便仍点滴不出。曾请多科会诊，采用抗生素膀胱冲洗、膀胱区脉冲电疗以及按摩、针灸、暗示疗法等均未见效，特请中医会诊。诊时患者口干舌燥，胸闷心悸，神志虽清但夜间烦躁多语，少腹胀满，小溲癃闭，舌质干绛，脉细滑。西医诊断为2型糖尿病伴自主神经病变、尿潴留、尿路感染。

中医诊断：癃闭、消渴。

辨证：阴津亏损，气化无力。

治法：先拟养阴生津，兼清里热而宣气化。

处方：自拟方。

生地黄30g	麦冬9g	鲜石斛30g	皮尾参9g（另煎代茶）
南沙参9g	北沙参9g	炙远志9g	郁金9g
川草薢9g	泽泻12g	琥珀屑1.5g（冲）	滋肾通关丸9g（包）

27剂，每日1剂，水煎服。

4月1日二诊：患者诸症均平，小溲仍需通导，脉弦，重按无力，舌有薄苔，略润，质红转淡。此乃阴液渐复，中气尚虚。治宜养阴之中参以补中益气。处方：

生黄芪15g	软柴胡6g	炙升麻3g	南沙参9g	北沙参9g
麦冬9g	川石斛9g	水炙甘草9g	水炙远志9g	香谷芽12g
琥珀屑1.5g（冲）	泽泻12g	淡竹叶9g	滋肾通关丸12g（包）

21剂，每日1剂，水煎服。

4月22日三诊：患者小便已能自解，随即拔除导尿管，精神见振，胃纳亦佳，脉弦，右部仍重按无力，舌质淡红，苔薄。再从补中益气，滋肾通关为治，上方续进。中药治疗五旬，癃闭得愈，其他症状亦逐渐消失而出院。

（选自《国医大师张镜人》）

病案分析：

（1）本案为张镜人教授医案。

（2）患者以小便点滴不出2月为主诉，符合中医学癃闭诊断。患者口干舌燥，舌质干绛为阴津亏损之象；胸闷心悸乃气阴不足，心失所养；脉细滑乃阴分不足，虚热内扰之象。《内经》云："膀胱者，州都之官，津液藏焉，气化则能出矣。"本案患者久患消渴，气阴不足，阴液将涸，阴阳互根，无阴则阳无以化，气化无权，水蓄膀胱，热壅气滞，故见少腹胀满，小溲不利。患者气阴亏虚，若一味清热利湿，恐伤及气阴。

（3）患者病情危重，屡用他法无效，虽有急则治其标，但应权衡利弊，本案一诊养阴生津，培补元气，以利气化，方中皮尾参（人参）、麦冬、沙参、生地、石斛合用取生脉饮益气生津之意，郁金、远志清心安神；萆薢、泽泻、琥珀合用清热通淋；滋肾通关丸乃滋阴清热，通淋利尿之名方，汤丸合用，意在增强疗效。《内经》云："中气不足，溲便为之变。"二诊取效后，以养阴之剂参以补中益气之法，气阴同补，升降并调。本案的治疗关键是深刻理解气阴不足在老年病中的重要意义，只有深厚的临床经验，方能领悟。

讨论医案

唐某，男，70岁。1975年5月23日初诊。

主诉：小溲淋漓不净半年，点滴不通1天。

诊查：患者形体肥胖，神识有时蒙昧，少腹急胀，小便不通，下肢清冷不和，脉沉细，舌苔腐腻，舌边有紫气。

辨证：肥胖之体，痰湿本重，年高脾肾阳亏，痰湿越发弥漫，上困心窍，以致神志受蒙，下阻阴窍，膀胱气化失司。

治法：温运脾肾，化气利水。

处方：自拟方。

熟附片 5g	上肉桂 3g	炒白术 9g	姜半夏 9g	陈橘皮 5g
猪茯苓各 9g	福泽泻 9g	车前子 12g（包）	黄郁金 9g	九节蒲 9g
蟋蟀 2 只（研冲）		上血珀 3g（研粉冲服）		

1 剂水煎服。

另：豆豉 12 克　黑山栀 9 克，研末，用青葱一握，食盐一匙，共捣成饼，外敷于关元穴。

二诊：昨进内服外敷，小溲已通，仍淋滴不爽，少腹急胀减退，今晨吐出黏液如饴约半碗许，随即胸闷见畅，神识亦清，下肢清冷未知，大腑未行，脉沉已起，右手濡滑，舌苔腐腻带灰，阳气渐复，痰湿初化，肠腑夹有积滞，守原法加入祛瘀通腑之品，药用：

熟附子 5g	桂枝 3g	炒白术 9g	福泽泻 9g
猪茯苓各 9g	车前子 12g（包）	陈橘皮 5g	桃仁泥 12g
熟军 9g	滋肾丸 12g（包）	贡沉香 3g（入乳磨冲）	

3 剂水煎服。

三诊：药后大腑润通，小溲畅行，少腹急胀已退，舌苔腐腻亦化，下肢清冷渐和，脉象濡细小滑，脾肾真阳来复，膀胱气化有权，湿热瘀滞得以下行，证势已入坦途，再为脾肾同调，以善其后，药用：

熟附子 3g	炒党参 12g	炒白术 9g	甘草梢 3g
福泽泻 9g	云茯苓 9g	陈皮 5g	桂枝 3g

滋肾丸 12g（包）　　　　　　贡沉香 3g（入乳磨冲）

5 剂水煎服。

（选自《古今肾病医案精华》）

问题：

（1）分析本案处方及用药特点。

（2）分析一诊外治法治疗癃闭的机理。

（3）从肾、膀胱生理功能分析癃闭病的发病机理。

赏析医案

丁某，男，62 岁。

主诉：因肾绞痛入院，经治后疼痛缓解，但出现尿闭。4 天来仅涓滴 3 次，每次不满 10mL，经多方治疗仍然无尿。

诊查：体温 38℃，面肢浮肿，腹部胀满，口苦纳呆，恶心欲呕，口咽干燥，渴不欲饮，便秘色黑，脉滑数，左弦，舌质暗红，苔黄厚腻。

辨证：乃湿热郁闭，三焦失宣之证。

治法：拟利湿清热，宣畅三焦治之。

方剂：三仁汤加减。

| 杏仁 10g | 白蔻仁 10g | 苡仁 15g | 厚朴 10g | 法夏 10g |
| 通草 5g | 滑石 30g | 淡竹叶 3g | 泽泻 12g | |

二诊：次日大便已行，尿量仍少，腰部胀痛，两下肢及阴囊浮肿，口苦恶心，呕吐较频，舌质紫暗，气滞湿阻血瘀之象已更加显露，当加强除湿、理气活血，兼以清热，处方：

| 杏仁 12g | 苡仁 20g | 茯苓 30g | 猪苓 20g | 泽泻 18g |

| 木通 6g | 车前子 12g | 广木香 5g | 红花 10g | 赤芍 10g |

| 法夏 10g | 枳实 10g |

三诊：服上方药2剂后，尿量略增，病情渐有好转。服至7剂，尿量每日达2000mL以上，并自动排出豌豆大之砂粒状结石一枚。持续治疗二周，尿转清长，症状完全消失。

（选自《古今肾病医案精华》）

医案选录

巢蒿生，孟河小南门外人，小便不通，肚腹胀痛，他医用大承气汤攻之，而溲仍不通，胀痛更甚。诊脉沉细弦软，此阑门湿阻，气化不行，非比阳明由实，可投攻下。酒炒木通二钱，酒炒黄连三分，茯苓二钱，广皮一钱。煎服一剂，顷刻小溲畅行，腹肚胀痛皆消。

（选自《古今肾病医案精华》）

吕男，阴气不足，传送无权，二便艰结，小水点滴不通，胃纳不充，脉沉滑小数，间或喘促，肺肾本亏，当清养肺肾，以滋养气化。北沙参四钱，淮牛膝一钱五分，海蛤粉四钱，泽泻一钱五分，黑大豆四钱，潼沙苑四钱，云茯神各三钱，菟丝子四钱，车前子四钱，盐水炒，大麦冬二钱，连心莲子十粒。

（选自《古今肾病医案精华》）

【医家小传】

张镜人（1923—2009），曾任上海市第一人民医院中医科主任，沪上著名中医学家，首届国医大师。出生于中医世家，幼承庭训，博览群书，从事中医临床工作70余年，成就斐然。擅长治疗急性外感病、脾胃病及内伤杂病，重视中医经典著作学习，主张在"临证中积累实践经验，在实践中深化理论认识"，为上海地区中医药教育事业做出了重要的贡献。

医案练习题

阅读以下医案材料，写出疾病诊断（疾病名、证候）、病机分析、治法、方剂及处方用药。

医案 1. 李某，男，68 岁。2009 年 6 月 16 日初诊。主诉头面及下肢浮肿 4 个月。4 月前患者出现头面及下肢水肿，曾在某医院诊断为"慢性肾炎"，予药物治疗，无明显改善。现在症见：颜面、下肢水肿，夜尿多，每夜 3 ～ 4 次，纳差，腰酸少力，大便日 4 次，稍干，口不干，舌淡红，苔腻略黄，边略有齿痕，脉弦滑。

医案 2. 王某，女，34 岁，1982 年 11 月 14 日初诊。患者因急性肾炎，前后治疗 7 月，中西药物疗效不佳，故来就诊。现症见：头面肿胀，目不能开，按之凹陷，面赤如醉，口苦烦渴，微恶风寒，肢体麻木，下肢无力，舌红苔薄黄，脉浮滑而数。

医案 3. 王某，女，44 岁，2009 年 2 月 18 日初诊。患者自诉 1 年前进食刺激食物后，出现尿频、尿急、尿痛，无尿血，伴口渴、面赤，喜冷饮，经治疗后病情略有缓解，近 1 月来诸症加重，偶有尿血，心烦，口渴面赤，喜冷饮，纳少，寐差，大便干，舌红苔黄腻，脉滑数。

医案 4. 周某，女，44 岁，1997 年 11 月 6 日初诊。主诉尿频、尿痛 2 年。2 年前无明显原因出现尿频、尿急、尿痛，服用三金片、诺氟沙星等药物好转后停药，后因进食羊肉，症状复发加重，自觉小便不畅、尿道口烧灼疼痛、腹部拘急疼痛，经服用多种抗生素治疗后，无明显疗效，外院诊断为"女性尿道综合征"。刻下：尿频、尿急、尿痛伴腰酸，身体潮热，自汗，口渴欲饮，大便干结，数日一行，舌暗红，苔白少津，脉沉细。

第七章　津液筋脉病医案 ▷▷▷▷

中医内科学包含了60多种常见病证，分为肺病、心脑、脾胃、肝胆、肾膀胱、气血津液病等分类论述。津液失常的疾病主要有痰饮病、消渴病；筋脉疾病主要包含了痹证、痉证、颤证、腰痛等。本章精选了常见病消渴病、痹证、腰痛医案作为授课内容。

第一节　消渴病

【学习目标】
1. 掌握益气养阴、清热泻火法在消渴病中的应用。
2. 熟悉温补肾阳法在消渴病中的应用。
3. 了解消渴病的概念、病因、病机。

消渴病是以口干多饮、多食、多尿，或伴体重减轻，甚至消瘦为主要临床表现的疾病。病因与禀赋不足、饮食不节、情志失调、劳逸失度有关。其病机关键是阴虚燥热，以阴虚为本，燥热为标，常属本虚标实。中医学把口干多饮为主者，称为上消，病位主要在肺、胃；多食突出者为中消，病位在胃；多尿突出者为下消，病位在肾，临床常症状相兼，统称三消。本病的治疗以养阴生津、清热润燥为主，但还需要结合具体病位、病程以及并发症。病程后期多有阴阳两虚、气虚血瘀，也需要兼顾。

中医学消渴病与现代医学中的糖尿病关系十分密切，可以参照本病治疗。中医医案文献中消渴病又被称作三消、消瘅、消中、膈消等。

示教医案

朱某，男。1973 年 10 月 27 日初诊。

近几年来，善饥能吃，1972 年发现糖尿病。1 年来体重下降，疲乏无力，口渴思饮；1 天约喝 10 磅水，多尿，控制饮食日服八两左右，时感饥饿，后背瘙痒，易生疖疮。血糖 13.44mmol/L，尿糖（++++），血压 130/90mmHg，舌质偏红，脉缓。

中医诊断：消渴病。

证属：气阴两伤，肺胃火炽。

治法：益气养阴，清热泻火。

方药：自拟方。

生黄芪 15g	山药 15g	苍术 15g	玄参 15g	石斛 15g
太子参 30g	花粉 30g	生地 15g	熟地 15g	芡实 9g
知母 9g	黄柏 9g	乌梅 9g	天冬 9g	麦冬 9g
枸杞子 12g				

10 剂水煎服。

二诊：服药后，诸症均减。口不太干，饮水减少，只觉腿软无力，唇色暗，舌胖苔白，脉缓。前方去石斛、乌梅、枸杞子、知母、黄柏，加五味子 9g，功劳叶 12g，10 剂。

三诊：服药后，疲乏好转，"三消"症状全减，仍控制饮食。原方继服 10 剂。

四诊：又服 30 剂，诸症显好，空腹尿糖阴性。但因饮白酒 1 斤，次日空腹尿糖（++），口干思饮，大便溏，苔白，脉滑。方药：

生黄芪 15g	苍术 15g	玄参 15g	太子参 15g	山药 12g
五味子 9g	金樱子 6g	天冬 9g	麦冬 9g	生地 15g

熟地黄 15g　　肉桂 3g

10 剂。

五诊：服药后尿糖转为阴性，血糖为 5.6mmol/L，"三消"症状消失，改服丸药（即上方加 4 倍量，研末，山药打糊为丸，如梧桐子大，饭后服 6g）。患者服药 1 料后，血糖、尿糖正常。已不控制饮食，血糖、尿糖均正常。

（选自《消渴病古今名家验案全析》）

医案分析：

（1）消渴病虽然有三消之分，但是临床上有时候难以截然分开。本案患者三多一少都有。患者疲倦乏力、体重下降，中医学认为脾主四肢，主升清，脾虚则不能运化精微，充养四肢，故消渴病倦怠乏力多要考虑脾气大虚。口渴思饮、多尿为燥热偏盛、消耗津液，舌红是胃火偏盛之象，故治疗需要滋阴润燥清火。患者背瘙痒，易生疖疮是消渴病并发症之一，主要是火热偏盛所致。

（2）本案辨证为气阴两伤，肺胃火炽，需要分析其内在因果关系。火热伤津耗气，故气阴两虚。所以治疗既要益气养阴，还要泻火降火。本案方剂乃玉液汤、增液汤、知柏地黄丸化裁而来，组方十分严谨。

（3）学习本案重点要掌握益气养阴、清热泻火法的使用，特别是玄参、苍术相反相成的配伍。

讨论医案

乔某，女，59 岁。1979 年 5 月 16 日初诊。

患者 3 月前发生口干，饮水量略增，尿频，渐至乏力，自汗盗汗，气短消瘦。曾经按肺结核治疗，疗效不显著，特来求诊。患者形体消瘦，全身困乏，气短声低，进食减少，余症如前，脉细两尺弱，舌淡苔白。胸片无异常改变。查空腹血糖 19.2mmol/L，尿糖（+++），考虑糖尿病。患者不愿意服用西药治疗，故用中医治疗。

诊断：消渴病，下消证。

辨证：脾肾亏虚，火不暖土，津不上承。

治法：温阳固本。

方剂：肾气丸加味。

附片 6g（先煎）　桂枝 6g　　生地 9g　　　熟地黄 9g　　泽泻 9g

丹皮 9g　　　山茱萸 9g　　麦冬 9g　　　枳实 9g　　　山药 15g

茯苓 12g　　　金樱子 15g　枸杞 12g　　　葛根 12g　　　沙苑子 15g

6月19日二诊：服用上药17剂，多饮、多尿明显减轻，汗出减少，精神食欲好转，脉转弦细，舌淡红，苔薄黄，尿糖（++）。原方加黄精 15g，天花粉 9g。上方服用至8月20日，症状继续好转，仍觉短气、口干，舌脉同前。空腹血糖 16.7mmol/L，尿糖定性（+~++）。继续上方，去丹皮、麦冬，加人参 3g、黄连 1.5g，继续服用至12月中旬，各症状消失，复查空腹血糖 6.8mmol/L，尿糖定性（−）。停药观察两月未见复发。继续随访3年，未复发。

（选自《中医春秋杜雨茂医学文集》）

问题：

（1）试从脾、肾的生理、病理角度，分析本案的病机与治法。

（2）联系相关知识，分析方剂的方义。

赏析医案

陈某，女，50岁。2013年2月26日初诊。

自诉口干、口渴、多食、多尿1月余，伴乏力、头晕、时有手脚麻木、视物模糊。测随机血糖 19.1mmol/L，舌淡苔白腻，舌下脉络迂曲，脉沉细。

诊断：消渴病。

辨证：气阴两虚，脉络瘀阻。

治法：益气养阴，化瘀通络。

生黄芪30g	桂枝10g	炒白芍15g	酒大黄6g	水蛭6g
鬼箭羽30g	党参15g	天花粉30g	鸡血藤30g	地龙10g
丝瓜络10g	路路通10g			

14剂水煎服，日1剂。

3月12日复诊：自诉口渴、多尿、乏力等明显缓解，测空腹血糖 9.8mmol/L，偶感头晕、手脚麻木，仍视物不清。在上方基础上加决明子10g，山药15g，谷精草15g，密蒙花15g。继续服用14剂后，上述症状基本消失，空腹血糖 7.0mmol/L。原方稍事加减，以丸药巩固疗效，门诊随访病情稳定。

（选自《国医论坛》，杨景锋教授辨治内分泌代谢性疾病的经验，2013年05期）

医案选录

饮一溲二，上渴下消，从此肉燔肌灼，脉数舌红，治宜清养。西洋参、石膏、麦冬、牡蛎、玄参、地黄、石斛、黑料豆、白芍、女贞子、知母、糯米、红枣。

（选自《陈莲舫医案秘钞》）

薛立斋曰，一男子作渴，日饮水数碗，冬月亦然，彼用加减八味丸去肉桂，服之不应。一男子惠此欲以前丸，彼谓肉桂性热，乃服知母、黄柏等药，渴不止，背发疽而殁。又一男子亦患此证，日渐消瘦，与前丸数服，渴减半，一剂而瘥，再剂形体复壮。夫肉桂肾经药也，前证乃肾经虚火炎上，无制为患，用肉桂导引诸药以补之，及引虚火归原故效。

（选自《续名医类案》）

汪石山治一妇人，年逾三十，常患消渴善饥，脚弱，冬亦不寒，小便白浊，浮于上者如油，脉皆细弱而缓，右脉尤弱。曰脾瘅也。宜用甘温助脾，甘寒润燥。以人参、黄芪各钱半，麦冬、白术各一钱，白芍、花粉各八分，黄柏、知母各七分，煎服病除。

（选自《古今医案按》）

【医家小传】

祝谌予（1914—1999），原北京中医学院教务长，曾经师从著名中医学家施今墨先生，积极倡导中西医结合，重视辨病辨证相结合，从事中医学临床、教育60多年，学术造诣深厚，在应用中医药理论治疗糖尿病、支气管哮喘、荨麻疹、妇科疾病方面疗效显著，其学术经验从"活血化瘀论治糖尿病"受到了中医学界的高度评价。

第二节　痹　证

【学习目标】
1. 掌握温阳散寒、祛风止痛、补肾化痰法在痹证中的应用。
2. 熟悉清热解毒法在痹证中的应用。
3. 了解痹证的概念、病因、病机。

痹证是由于感受风、寒、湿、热等邪气，导致气血痹阻不通，引起肢体肌肉、筋骨、关节以疼痛、麻木、肿胀、重着甚至变形等为主症的疾病。本病的发生与感受外邪、正气不足关系密切。其基本病机是邪气痹阻、气血不通，治疗以祛风、散寒、除湿、清热、通络为基本治法，还需要结合益气温阳、补益肝肾等扶助正气。此外由于痹证涉及风湿免疫、骨伤等多种疾病，疾病转归完全不同，因此还需要辨病、辨证相结合，发挥中西医结合优势，采用药物治疗为主，配合针刺艾灸理疗等辅助治疗。

现代医学中的各型关节炎、肌肉纤维炎等表现为以疼痛、麻木为主者，可以参考痹证治疗。中医医案文献中痹证又被称为历节病、痛风、鹤膝风等。

示教医案

林某，女，34岁，农民。1987年9月2日初诊。

患者患类风湿关节炎8年余，腕踝关节肿痛僵硬，手指关节呈梭形改变，长期服用吲哚美辛、地塞米松，未见好转。近2年来卧床不起，生活不能自理。现患者面部虚浮，指、腕、肘、踝、膝关节疼痛，晨僵约3小时，口干怯冷，关节得温则舒，苔薄腻，舌边色紫，脉弦细。血沉54mm/h，抗链球菌溶血素833IU/mL，类风湿因子（＋）。

辨证：寒湿外侵，痰瘀交结，深入经髓，肾虚络痹。

治法：化痰消瘀，益肾蠲痹。

方剂：自拟方。

制川乌10g	草乌10g	生地黄20g	熟地黄20g	淫羊藿10g
乌梢蛇10g	炮甲10g	炙全蝎末3g（分吞）	当归10g	土鳖虫10g
白芥子10g	炙僵蚕10g	骨碎补10g	徐长卿15g	生甘草6g

另服益肾蠲痹丸8g，每日3次，饭后服。

二诊：进药60剂，关节疼痛明显好转，肿痛稍退，已能翻身坐起，但行走困难。地塞米松减至每日1片；原方去白芥子、僵蚕，加炙蜂房10g，补骨脂10g，肉苁蓉10g，30剂；继服益肾蠲痹丸8g，每日3次。药后已能下床行走活动，关节肿痛已基本消失。当地医院复查类风湿因子阴性，血沉23mm/h，抗链球菌溶血素500IU/mL，地塞米松减至每日1/4片。药既奏效，处理同前，丸药继服 3 个月，关节活动能恢复正常，地塞米松已停服，能骑自行车和从事家务劳动。血沉、抗链球菌溶血素、类风湿因子复查均正常。嘱再服丸药 6 个月，以巩固疗效。

（选自《中国百年百名中医临床丛书·朱良春》）

医案分析：

（1）类风湿关节炎现代医学治疗以消炎止痛、抗风湿治疗为主，部分患者效果不理想。中医学辨证论治有很大优势。该案患者以关节疼痛、早晨僵硬、畏寒为主，故考虑阳虚寒凝，气血不运，因为血得温则行，得寒则凝滞。苔薄腻，考虑为痰浊，患者舌紫，为瘀血阻滞。脉弦主寒主痛，细为气血不足。整体而言，病机为痰瘀阻滞，阳虚寒凝。人之阳气根于肾阳，肾主骨，所以要重视补肾温肾。

（2）本案方中川乌、草乌合用散寒止痛力雄；淫羊藿、骨碎补温肾祛风湿；重用地黄补益肾精；当归补血和血；乌梢蛇、穿山甲、全蝎、白僵蚕等虫类药物搜风止痛；白芥子祛湿化痰。全方扶正祛邪，重在散寒止痛，配合朱老开发的中成药益肾蠲痹丸治疗，获效显著。痹证属于顽疾，所以以丸药善后巩固。

讨论医案

李某，男，58 岁，农民。

主诉：左侧肩关节冷痛两年。近一年来左肩、肘、腕、指各关节逐渐不能屈伸。经多次治疗无效，左上肢呈现病理性"僵直"废用状态。左侧上肢触诊温度较低，远端轻度发绀。左肘正中动脉微弱搏动。舌质淡紫，舌体胖有齿痕，舌尖有瘀点，苔薄白而滑，右脉沉取细涩，左脉沉。

中医诊断：痹证。

辨证：风寒阻络，阳虚寒凝，久病瘀阻。

治法：温阳散寒，祛风止痛，活血祛瘀。

方剂：乌附麻辛桂姜汤加味。

制川乌 30g	制附片 30g	麻黄 24g	桂枝 30g	细辛 6g
干姜 9g	甘草 30g	制乳香 9g	制没药 9g	桃仁 15g
红花 9g	伸筋草 30g			

上药 2 剂 3 天水煎服，川乌、附片先煎煮 2 小时，中途可稍加热开水。患者服用后冷痛减轻，再按原方 2 剂服用后，关节活动好转，左肩关节活动不利，嘱适度加强功能锻炼。改服补阳还五汤加减。

黄芪 60g	桂枝 24g	酒白芍 15g	桃仁 15g	红花 9g
制附片 24g	制川乌 15g	当归 18g	制乳香 9g	制没药 9g
伸筋草 30g	甘草 15g			

共服 10 余剂而愈。

（选自《成都中医药学院学报》，应用乌附麻辛桂姜汤治疗痹证的体会，

1982 年 02 期）

按语：乌附麻辛桂姜汤是成都中医药大学附属医院已故名老中医戴云波先生治疗寒湿痹证的经验方，由经方乌头汤、麻黄细辛附子汤化裁而来，此方临床疗效显著，在中医界享有盛誉。

问题：

（1）分析本案的病机以及治法。

（2）分析本案的用药和配伍，如何看待临床上川乌、附片的剂量问题？

（3）本案后期为何改用补阳还五汤治疗？

赏析初案

李某，女，40岁。1996年1月14日就诊。

患者双手指、腕关节疼痛1个月。患者1个月前无明显诱因出现双手指、腕关节疼痛。自服阿司匹林、布洛芬等药物效果不佳，症状日益加重。刻下症见：双手近端指间关节、双侧腕关节红肿热痛，晨僵明显，每晚发热，T37.8℃～38.6℃，伴口渴、心烦、眠差、便干。查体：双手指间关节及双侧腕关节肿胀，压痛，皮色发红，扪之灼手，不能握拳，握力差，舌质红，苔白腻微黄，脉滑数。辅助检查：血沉96mm/h，类风湿因子（+），C-反应蛋白（+），抗链球菌溶血素<500IU/mL。

辨证：热毒湿浊瘀阻。

治法：清热解毒，祛风通痹。

处方：四妙勇安汤加味。

金银花30g　玄参20g　　当归15g　　生甘草10g　　白芍30g

青风藤30g　威灵仙15g　山慈菇10g　蜈蚣2条　　生地黄20g

每日1剂，分2次，饭后服。

服12剂后，关节疼痛减轻，体温正常，仍感夜间疼痛，查双手指及腕关节肿胀减轻，皮色微红，舌红苔白腻，脉滑，大便稀，眠差。前方去生地加羌活30g，清半夏10g。

服12剂后关节肿痛基本消失，手指、腕关节活动灵活。复查血沉18mL/h，类风湿因子（+），C-反应蛋白（-），随访半年未复发。

（选自《名中医特需门诊·风湿病·房定亚》）

医案选录

（道光朝珍嫔）腿膝肿痛，发热恶寒，夜不得寐，脉息浮数。（郝进喜、曹进昇）诊为湿热下注，以除湿拈痛汤治之。当归三钱，羌活二钱，独活二钱，防风二钱，牛膝二钱，木瓜三钱，苦参三钱，川芎一钱五分，赤茯苓三钱，茵陈三钱，猪苓二钱，泽泻二钱，生甘草五分，药引木瓜酒一盅。

（选自《清宫医案》）

俞，肩胛连及臂指走痛而肿一年，乃肢痹也。络虚留邪，和正祛邪。黄芪、防风、海桐皮、生白术、归身、川羌活、片姜黄、白蒺藜。

徐（十九），长夏湿胜气阻，不饥不食，四肢痹痛，痛甚于午后子前，乃阳气被阴湿之遏，色萎黄，脉小涩。治以微通其阳，忌投劫汗。茯苓、草薢、木防己、晚蚕沙、泽泻、金毛狗脊。

（选自《临证指南医案》）

【医家小传】

朱良春（1917—2015），当代著名中医学家，国医大师，主任医师，博士生导师，曾任南通市中医院院长。先后师从孟河医派马惠卿、著名中医学家章次公。朱老从事中医临床 70 多年，以擅长治疗疑难杂症特别是类风湿关节炎著称，成就斐然，享誉海内外，著有《章次公医案》《虫类药的应用》《朱良春用药经验集》等。

第三节 腰 痛

【学习目标】

1. 掌握清热利湿、健脾补肾法在腰痛治疗中的应用。

2. 熟悉张锡纯治疗瘀血腰痛的经验。

3. 了解腰痛的病因病机、辨证要点。

腰痛又称为"腰脊痛"，是因外感、内伤或挫闪导致腰部气血运行不畅，或失于濡养，引起腰脊或脊旁部位疼痛为主要症状的一种病证。腰痛的外感病因包含风、寒、湿、热邪气，其中以湿邪最为常见；内伤因素主要与劳役负重，或久病体虚，或房事不节有关；跌扑损闪挫导致腰部经脉气血不通，不通则痛。腰痛的治疗当分标本虚实，感受外邪多属实证，治疗宜祛邪通络；外伤腰痛治宜活血止痛为主；内伤腰痛多属虚证，治疗宜补肾壮腰为主。

中医学腰痛与现代医学腰肌纤维炎、强直性脊柱炎、腰肌劳损、腰椎间盘突出等密切相关。一般来说，中医内科治疗结合针灸、推拿疗效较好，但必要时应结合现代医学检查，以明确诊断。

示教医案

曾某，女，30岁，工人。1971年8月19日初诊。

病员1968年1月起患腰痛病，经医院检查，诊断为肾盂肾炎，以后时轻时重，1969年曾剧烈发作一次，经中西医药物治疗后，有所缓解，但始终不能根治。近日来突然腰痛似折，剧烈难忍，小便黄赤，排尿涩痛。经医院检查，尿中红细胞（+++），白细胞（+++），诊断为慢性肾盂肾炎急性发作，经抗生素治疗未缓解。刻下除腰痛外，伴寐差，神疲乏力，短气，少腹气坠，纳差，微恶风寒，舌淡红，苔黄腻，脉浮紧而细数。

中医诊断：腰痛。

辨证：湿热内蕴，风寒束表，中气不足。

治法：清热利湿，解表止痛。

方药：六味地黄汤化裁。

生地 9g	丹皮 9g	山药 12g	茯苓 9g	泽泻 9g
菟丝子 12g	牛膝 9g	车前仁 9g	桑寄生 12g	续断 9g
独活 6g	升麻 6g			

8月23日二诊：服用上方3剂后，腰痛大减，小便但黄不赤，睡眠较好，恶寒已解，只觉微咳有痰，仍感短气乏力，原方增减如下：

生地 9g	丹皮 9g	山药 12g	茯苓 9g	泽泻 9g
菟丝子 12g	升麻 6g	党参 9g	车前仁 9g	竹茹 9g
桑寄生 12g	陈皮 6g			

8月29日三诊：服用上方3剂后，腰痛再减，小便微黄，饮食增加，舌上仍有细黄腻苔，六味地黄汤合补中益气汤加减，两补气阴，兼除湿热，以善其后。

生地 9g	丹皮 9g	山药 12g	茯苓 9g	泽泻 9g
菟丝子 12g	升麻 3g	柴胡 3g	党参 9g	陈皮 6g
茵陈 9g	甘草 3g			

服用上方3剂后，诸症消失，随访至1977年6月，病情未复发，身体强健。

（选自《古今肾病医案精华》）

医案分析：

（1）本案为当代著名中医学家李斯炽教授医案。

（2）患者以腰痛为主诉，腰痛似折，剧烈难忍，小便黄赤，排尿涩痛，苔黄腻，故考虑为湿热内蕴下焦，腰腑气机不利，不通则痛，法当清热利湿，调气止痛。但患者寐差、神疲乏力、短气、少腹气坠、纳差、微恶风寒，乃中气不足、脾胃虚弱、外感风寒之象。脉浮紧说明风寒在表，同时紧脉亦主疼痛；细数乃里虚、湿热之象，故患者病情本虚而标实，治当标本兼治，清热利湿，益气解表兼以止痛。

（3）首诊以六味地黄汤为底方，意在清热利湿以滋肾，加菟丝子以养肾，车前子清热利湿，加用牛膝、寄生、杜仲意在壮腰止痛，配以升麻、独活意在解表，同时独活亦有治疗腰痛之意。二诊腰痛好转后，继以六味地黄丸合补中益气汤化裁，滋肾益气，兼清湿热余邪而受全功。本案患者既往病情反复发作，经李老治疗后，随访5年，病情未复发，说明了治病必求于本的重要性。但本案末诊缺少实验室检查，乃本案不足之处。

讨论医案

天津保安队长李雨霖，辽阳人，年34岁，得腰疼证。

病因：公事劳心过度，数日懒食，又勉强远出操办要务，因得斯证。

证候：其疼痛时不能转，轻时则似疼非疼绵绵不已，亦恒数日不疼，或动气或劳力时则疼剧，心中非常发闷，其脉左部沉弦，右部沉牢，一息四至强。观其从前所服之方，虽不一致，大抵不外补肝肾、强筋骨诸药，间有杂似祛风药者，自谓得病之初至今已3年，服药数百剂，其疼卒未轻减。

诊断：《内经》谓："通则不痛。"此证乃痛则不通也。肝肾果系虚弱，其脉必细数，今左部沉弦，右部沉牢，其为腰际关节经络有瘀而不通之气无疑。拟治以利关节、通经络之剂。

处方：怀山药一两　　甘枸杞八钱　　　　　当归四钱　　　　丹参四钱

　　　　五灵脂四钱　　穿山甲二钱（炒捣）　桃仁二钱（去皮捣碎）

　　　　红花钱半　　　土鳖虫五枚（捣碎）　广三七二钱（轧细）

　　　　生明没药四钱

药共十一味，先将前十味煎汤一大盅，送服三七细末一半，至煎渣重服时，再送其余一半。

效果：将药连服3剂，腰已不疼，心中亦不发闷，脉象虽有起色，仍未复常，遂即原方去山甲加川续断、生杭芍各三钱，连服数剂，脉已复常，自此病遂除根。

（选自《医学衷中参西录》）

问题：

（1）本案患者诊断为腰痛血瘀证的依据有哪些？是否同意张锡纯之观点？

（2）联系中医诊断学知识，回答弦脉、牢脉的脉象特点、临床意义。

（3）处方中重用山药、枸杞意义何在？没药、五灵脂临床应用应注意哪些事项？

（4）根据所学方剂学知识，本案还可以考虑用哪些方剂治疗？简述理由。

赏析医案

沈某，女，25岁。门诊号1186。

因右肾区绞痛且向下腹部放射在某医院急诊，经尿检与腹部平片证实为右输尿管结石，做一般对症处理，缓解后来中医门诊诊治。一般情况好，舌苔薄黄，脉弦滑。证属气虚湿滞、肾络受阻，予益气通淋治之：

白人参6g	黄芪9g	白术9g	金钱草30g	海金沙12g
冬葵子12g	石韦12g	滑石15g	牛膝15g	陈皮9g

共服7剂后，排出泥沙样结石，复查尿与腹部平片均正常。

（选自《上海中医药杂志》，学习岳美中论治肾结石的体会，1991年06期）

医案选录

某木匠因触伤腰胁，瘀血流阻于经络，痛甚，呼吸转侧尤为难忍，恶寒发热，脉弦劲而数，此因瘀留经络，以致气机不宣也。方用桃仁、苏梗、橘络、丝瓜络、乳香、没药、红花、丹参、穿山甲、牛膝、青葱管等活血通络之品，两剂而愈。

（选自《清代名医医话精华》）

素夹湿痰，现腰背酸疼，颈项瞻顾不便，下体寒冷，右关迟独见沉弱，此命火衰微，奇经督脉内亏也，舍温补无策。制附子、炒熟地、菟丝子、金狗脊、山药、茯苓、鹿角霜、枸杞子、杜仲、五味子、胡芦巴。

（选自《鞶山草堂医案》）

左，劳倦伤神，腰痛耳鸣，脉弱，当从补益。潞党参二钱，制首乌三钱，枸杞子三钱，秦艽钱半，煅牡蛎三钱，生草四分，辰茯神三钱，焦冬术二钱，煨天麻八分，炒牛膝三钱，酸枣仁三钱，广皮八分，远志肉钱半，荷蒂二枚。

（选自《何鸿舫医案》）

腰为肾之外府，肾主骨髓，与膀胱相表里。由于肾气不足，寒湿乘虚侵犯下焦，导致腰痛，牵引小腹，应于温通剂中兼补肝肾。独活二钱，桑寄生四钱，细辛一钱，肉桂一钱，炒白芍三钱，白术三钱，茯苓三钱，炒小茴香二钱，炮干姜二钱，炒杜仲四钱，补骨脂四钱，淫羊藿四钱。

（选自《沈绍九医话》）

【医家小传】

李斯炽（1892—1979），四川省成都市人，当代著名中医教育家、中医学家，成都中医学院首任院长。早年从事理化教学工作，后因国民政府通过废止中医药提案以及目睹瘟疫流行，积极投身中医药救亡图存和中医药医疗、教育中，积极联合中医界同仁创办医学杂志、创办"四川国医学院"。中华人民共和国成立后被周恩来总理亲自任命为成都中医学院院长。李斯炽院长为四川地区中医药教育事业做出了重要的贡献，先后当选为全国人大代表、全国政协委员。在学术上，精研《内经》《金匮要略》等经典，主张"诸家兼采，推陈致新"。临床上主张"理宜精，法宜巧，方宜平，效宜稳"，临床以治疗内科杂病闻名。其子李克光整理了其学术经验，著有《李斯炽医案》。

医案练习题

阅读以下医案材料，做出疾病诊断（疾病名、证候）、病机分析、治法、方剂及处方用药。

医案 1. 田某，女，22 岁。初诊：糖尿病发现半年余。血糖 15.68mmol/L，尿糖（+++）。现症：口渴引饮，多食易饥，食毕即饥，饥而再食。一日夜可食主食 3000g 以上。心胸烦热，大便干结，数日一行，小便黄赤，舌红，苔黄干燥，脉弦滑数，按之振指有力。

医案 2. 姚某，女，55 岁。1991 年 1 月 6 日初诊。患类风湿关节炎 2 年余，手指、足趾关节肿痛变形，左腕踝关节肿胀有积液、疼痛，周身如火燎样灼热窜痛，筋拘急疼痛，至夜间则疼痛难忍，难以转侧，不能入睡，脉滑有力，舌质淡红，苔白少津。

医案 3. 葛某，男，26 岁。2001 年 12 月 19 日初诊。1 年前，患者自感腰骶部疼痛，畏寒喜暖，伴晨僵，在当地医院查血沉 60mm/h，C- 反应蛋白 91.1mg/L，抗链球菌溶血素正常，人体白细胞抗原（+），骶髂关节 CT 显示：符合强直性脊柱炎改变。予以柳氮磺吡啶、非甾体镇痛剂口服治疗无效。1 个月前因天气转寒，病情加重，遂来就诊。来诊时患者腰骶部疼痛，痛连颈项，腰直僵硬呈板状，弯腰、后仰均受限，喜暖怕凉，畏寒肢冷，四肢乏力，面色无华，舌淡苔白，脉沉细弦。

医案 4. 苏某，女，49 岁，2009 年 4 月 8 日初诊。主诉腰脊酸痛半年余。患者半年前因腰痛，外院检查尿常规：BLD（++），PRO（++），考虑为"慢性肾炎"，经治疗后效果不佳。刻下：腰脊酸痛，潮热盗汗，头晕耳鸣，全身疲倦，寐差，小便短赤，有泡沫，舌红苔薄，脉弦细数。

第八章　外科疾病医案 ▷▷▷▷

中医外科疾病内容十分丰富，主要包括疮疡疾病、乳房疾病、瘿瘤、岩、肛门直肠疾病、男性疾病、皮肤病及性传播疾病等。在充分考虑学科特色及常见病、多发病、中医优势疾病基础上，本章精选了疮疡、湿疮、瘾疹、乳癖4种疾病医案作为授课内容。

第一节　疮　疡

【学习目标】
1. 掌握益气托毒法在疮疡中的具体应用。
2. 熟悉中医外科名家朱仁康、赵炳南等治疗疮疡病用药特点。
3. 了解中医外科疮疡病中痈、有头疽的诊断要点以及疮疡病三期论治的理论和用药特点。

疮疡是各种致病因素侵袭人体后引起的体表化脓性疾病的总称，包括急性和慢性两大类。相当于现代医学的外科感染。疮疡的发病主要与感受火热邪毒，或过食辛辣燥热之品，或正气亏虚，或素体阴虚火旺有关。病机主要是局部气血凝滞，营卫不和，经络不通，产生局部红肿热痛，热毒壅滞不散，肉腐成脓。

疮疡发生后，正邪交争决定着疮疡的发展与转归。疮疡初期，若正能胜邪，或者治疗得法，则邪热减轻，肿势局限，疮疡消散。若正不胜邪，热毒壅滞不散，热盛肉腐成脓，进入疮疡中期。若此时治疗得当，切开引流，或正气不亏，脓肿自行或借助药力破溃，脓毒外泄，形成溃疡，腐脱新生，最后疮疡愈合，即为疮疡后期。

一般来说，疮疡病早期以清热解毒为主，中期以托毒外出为主，后期补益正气为主，此为疮疡的三期治疗。疮疡病的种类繁多，病情轻重不一，患者体质、基础疾病不同，部分病情变化迅速，因此常需要内外结合，中西医结合治疗。其中具有提脓去腐、敛疮生肌功效的中医外科特色制剂在本病的治疗中具有不可替代的作用。

疮疡病包含了疖、疔、痈、发、有头疽、流注、丹毒等多种疾病。限于篇幅，本节主要选取了疮疡中较为常见，且有代表性的有头疽、痈、丹毒 3 种疾病的医案。

示教医案

赵某，女，66 岁，住院号 9000。1956 年 11 月 9 日初诊。

主诉：颈后肿痛 9 日。

现病史：9 天前颈后偏右侧起一米粒大疮头，初痒后痛，肿块逐渐向四周扩大，但平坦不隆起，不红，但觉闷痛，颈项转动不利，不思饮食，精神萎靡，神情淡漠。专科检查：后颈项右侧可见一手掌大肿块，漫肿坚硬，皮色不红，疮肿不高突，中间脓孔簇聚，但渗出血水不见脓液。面色微黄，痛苦面容，呻吟不语，神情委顿，脉沉细弱，舌淡，苔薄白。体温 38.2℃，白细胞计数 17.6×10^9/L，中性 86%，淋巴 14%。

中医诊断：有头疽（偏口）。

中医辨证：气血不足，正虚邪恋。

治则：益气和营，补正托毒。

药用：绵黄芪 15g　　当归 12g　　炒赤芍 9g　　川芎 6g

　　　炒远志 9g　　大贝母 9g　　炒甲珠 6g　　皂角刺 9g

1 剂，水煎服。

二诊（11 月 10 日）：证由情志郁结所起，且在邪势鸱张之候，正不胜邪，疮不高突，仍有扩散之虞，午后热鸱头痛，所幸药后纳食好转，睡眠尚安，犹属佳兆，但高年仍虞毒陷，还当托里消肿。

药用：生黄芪 30g　　　羌独活 6g　　　炒远志 6g　　　当归 9g

　　　　大贝母 9g　　　茯苓 9g　　　炙甲片 9g　　　皂角刺 9g

2 剂，水煎服，外用冲和膏。

三诊（11 月 12 日）：补正托毒之后，已见脓毒得泄，肿痛减轻，精神渐振，胃纳欠佳，热势已挫，体温 37.6℃，已见转危为安，继宗前法。上方加赤芍 6g，服 2 剂，外用重升丹，外敷金黄膏。

四诊（11 月 14 日）：脓泄大畅，疼痛日轻，向安之象，前法应机。前方加忍冬藤 9g，3 剂水煎服。

五诊（11 月 17 日）：脓渐清，下露新肌，余坚未消，脉虚细，仍当补气血而消余坚。前方加丝瓜络 9g，草河车 9g，服 3 剂。外用五五丹。

六诊（11 月 20 日）：疮口如钱币大小，肉芽鲜红，出院在门诊换药。外用玉肌丹加玉红膏纱布，10 天后创面收口。

（选自《朱仁康临床经验集·皮肤外科》）

医案分析：

（1）本案皮损初起即有黍粒样脓头，肿痛明显，故符合有头疽的诊断。由于其生于项后偏右，故又称为偏口。本案患者年迈体弱，肿势漫肿坚硬，皮色不红，疮肿不高突，但渗血水不见脓液，结合脉沉细弱，舌淡，辨证为气血不足，正虚邪恋。

（2）有头疽发于项背，病情较重，不易透脓，内陷变证多见。本案患者疮不高突，有扩散之象，治疗须防患于未然，二诊重用黄芪，加用穿山甲，意在益气托毒外出。3 剂后病情缓解，脓毒外泄，肿痛减轻，配合外用药重升丹意在提脓去腐，后期配以外用药玉肌丹、玉红膏意在提脓去腐、敛疮生肌。

（3）《疡科心得集·辨脑疽对口论》云："对疽、发背必以候数为期，七日成形，二候成脓，三候脱腐，四候生肌。"本案患者从发病至痊愈共 30 天，与其描述基本一致。本案比较完整地体现了中医疮疡病三期论治的理念，以及益气托毒的治法，其组方乃《外科正宗》透脓散之化裁，加用药物配伍精当，值得学习。

讨论医案

张某，女，12岁。门诊号480395。1972年4月8日初诊。

主诉：左后颈部红肿疼痛，伴发热4天。

现病史：4天前左耳后肿胀疼痛，发热至40℃，精神不振。4月4日曾诊为"颈淋巴结炎"，口服"四环素"及退热药，3日后发热不退，局部肿胀疼痛反而加重。4月6日曾服用过"青霉素"及中药，3日后热仍未解，体温在39～40℃，颈部肿胀明显，尿黄赤，大便干，2日未解，食纳不佳，颈部疼痛导致张口有些困难。4月8日来我院门诊，脉象滑数，舌质红，舌苔黄腻。

检查：体温38.7℃，耳后淋巴结肿大，周围组织红肿范围约5cm×5cm，有明显压痛。白细胞计数25.8×10^9/L，中性粒细胞91%，淋巴细胞8%。

中医诊断：颈痈。

中医辨证：毒热壅滞，阳明热盛。

治法：清热解毒，佐以芳化导滞。

方药：自拟方。

金银花一两　连翘五钱　生石膏一两　知母三钱　黄柏三钱

花粉五钱　柴胡三钱　黄芩三钱　酒军一钱　赤芍三钱

藿香三钱

4月11日：服上方1剂后，体温减退，3剂后体温正常。左侧颈部肿胀基本消失，疼痛已减，张口自如，食纳转佳，但耳后及颌下淋巴结可扪及，稍有压痛，复查白细胞计数8.1×10^9/L，脉弦稍数，舌苔黄腻。拟清热解毒，活血散结为法。

金银花一两　连翘五钱　夏枯草三钱　生牡蛎一两

柴胡三钱　　　黄芩三钱　　　赤芍三钱　　　黄柏三钱　　　白术三钱

4月15日：上方服2剂后，耳后淋巴结缩小，无压痛，食纳、二便正常，服连翘败毒丸、栀子金花丸以善后。

（选自《赵炳南临床经验集》）

问题：

（1）中医外科痈与疽如何鉴别？

（2）本案一诊为自拟方治疗，试分析其方义和组方特点。

（3）本案一诊能否选用仙方活命饮加减治疗，试述理由。

赏析医案

杨某，男，42岁。2006年5月29日初诊。

主诉：左小腿焮红肿痛，伴发热恶寒10天。

现病史：患者10天前感冒后，左小腿骤然焮红肿痛，伴恶寒发热，体温最高39℃。在外院经抗生素治疗后，病情有所好转。刻下发病已经10余天，左小腿下1/3仍焮红肿胀，灼热疼痛，体温38℃，左侧股部淋巴结肿痛，舌质红，苔黄，脉象滑数。

专科检查：左小腿较对侧明显肿胀，皮肤暗红，皮温稍高，有压痛。足跗部出现大小3cm×3.5cm红斑，边缘欠清晰并高起。

中医诊断：丹毒。

中医辨证：湿热下注证。

治法：清热凉血，利湿解毒。

方药：自拟方。

生地12g　　　丹皮10g　　　赤芍10g　　　黄芩12g　　　忍冬藤20g

生薏仁 15g　　　　泽泻 9g　　　　大青叶 9g　　　　金银花 9g

甘草 5g　　　　　二妙丸 10g（包）　六一散 30g（包）

7 剂水煎服，日 1 剂。

复诊：服药 7 剂后，红肿减退，又继服 3 剂后，改为口服二妙丸 9g，共半月，焮红肿胀全消而愈。

（选自《当代名老中医典型医案集》）

名案选录

濮妪，于酷热之秋，浑身生疖如疔，苦痛难堪，小溲或秘或频，大便登圊则努挣不下，卧则不能收摄。人皆谓其虚也，孟英诊脉，滑数，舌紫，苔黄不渴，予白虎汤加花粉、竹叶、白薇、紫菀、石斛、黄柏，十余剂而瘥。

（选自《王氏医案》）

郑左，缺盆痛，脓犹未透，四周已束，中心已耸，痛犹不甚，脉左甚弦，舌苔薄滑，仍须清化。瓜蒌皮 4.5g，象贝母 6g，炙鸡内金 4.5g，广木香 2.1g，炒枳壳 1.8g，陈皮 4.5g，楂肉炭 6g，丝瓜络 4.5g，冬瓜子 9g，制香附 6g，春砂仁 2 粒（打）。

（选自《张山雷专辑》）

唐左，疔毒走黄，从足趾上及于膝，痛肿可畏，倘火毒攻冲入腹，药所难挽。兹以大剂日夜酬饮不辍，三日内得以减轻，即有转机，如其加重，便成棘手。

地丁草一两，银花二两，连翘一两，川黄柏一钱，滑石三钱，赤茯苓四钱，川牛膝三钱，甘菊一两，甘草一钱，大贝母三钱，生矾二钱。

复诊：此方两日四剂，而见大效。原方加归尾二钱，薏仁五钱，共服八九剂而瘗。

（选自《外科集腋》）

【医家小传】

朱仁康（1908—2000），男，字行健，祖籍江苏省无锡市人，早年从其兄长及江南外科名医章治康先生学医，后在苏州、上海开业行医。中华人民共和国成立后，历任卫生部中医研究院西苑医院外科主任，广安门医院外科主任、皮肤科主任、研究员。朱老从事中医工作70余年，精于疮疡、皮肤外科，擅长治疗多种皮肤病，在银屑病研究方面成效卓著，其研究成果"克银方"获得了卫生部科技成果一等奖。朱老还创造性将温病学卫气营血治法理论应用到皮肤病治疗中，所创制的"皮炎汤"对多种急性皮肤病疗效较好，其著作《朱仁康临床经验集》在学术界有较大影响力。

第二节 湿 疮

【学习目标】

1. 掌握清热利湿法和健脾除湿法在疮疡中的应用。
2. 熟悉中医外科名家朱仁康、赵炳南等治疗湿疮病用药特点。
3. 了解中医外科湿疮病的概念、诊断要点。

湿疮是由多种内外因素引起的过敏性、炎症性皮肤病，以多形性皮损、对称分布、反复发作、皮肤瘙痒、局部糜烂渗出为主要临床特征。古代中医学无湿疮之名，主要根据皮损特点、发病部位命名，如浸淫全身，滋水较多者，称为浸淫疮；以丘疹为主者，称为粟疮或血风疮；发于耳部者，称旋耳疮；发于乳头者，称为乳头风；发于手部者，称痫疮；发于阴囊称为肾囊风或绣球风；发于四肢弯曲部者，称四弯风；发于婴儿者，称为奶癣。本病相当于现代医学之湿疹。

中医学认为，本病的病因主要与风、湿、热邪侵犯肌肤或者素体脾虚湿盛，或者禀赋特异，湿热蕴结有关。久病耗伤阴血，化燥生风，肌肤甲错。治疗上分期论治，急性期清热除湿，祛风止痒，缓解期健脾养血为主。

示教医案

徐某，男，30 岁。1971 年 4 月 12 日初诊。

主诉：皮肤潮红、糜烂伴瘙痒半月。

症见：胸、背部皮肤轻度潮红，有散在红色小丘疹，白米粒大至高粱米粒大。下腹部及腰部呈大片急簇性排列，并掺杂有小水疱，部分丘疹顶部抓破有少量渗出液及结痂，臀部也有类似皮疹，大便干，小便黄，口渴思饮，脉沉细稍数，舌苔薄白，舌质正常。

中医诊断：湿疮。

中医辨证：湿热蕴久化热，发为急性湿疮，热重于湿。

立法：清热凉血利湿。

方药：龙胆草三钱　　黄芩三钱　　　生地一两　　　赤芍五钱

　　　茵陈五钱　　　紫草根四钱　　地肤子五钱　　茅根五钱

　　　生甘草二钱

上方服 21 剂后，皮疹逐渐消退，疹色变淡，腹部、股内侧偶尔出现红色小丘疹，兼见有风团样损害。按前法佐以养血凉肝之剂：

胆草三钱　　　黄芩三钱　　生地一两　　　赤芍五钱　　　当归四钱

茵陈五钱　　　女贞子一两　旱莲草四钱　　刺蒺藜五钱　　生甘草二钱

上方继服 15 剂，皮损消失，临床治愈。

（选自《赵炳南临床经验集》）

医案分析：

（1）赵炳南为当代中医外科学家，临床治疗本病重视从湿热论治，认为中医学关于湿疹名目繁多，但可以统称为"湿疡"，湿反映了疾病病因和特点，疡反映了皮肤损伤的特点，他将本病分为热盛型和湿盛型两种，本案为热重于湿。

（2）本案患者皮肤红斑、丘疹、水疱伴糜烂、瘙痒符合湿疡多形性皮损的特点，故诊断为湿疡。患者大便干、小便赤、口渴、皮肤潮红符合湿疡湿热浸淫的证候。急则治其标，故一诊以清热凉血、利湿止痒为主，方以龙胆泻肝汤化裁。方中龙胆草、黄芩合用清热利湿；茵陈、地肤子合用善于祛湿止痒；生地、赤芍、紫草、茅根合用清热凉血；甘草缓和诸药苦寒之性。二诊病情缓解后，标本兼治，加入女贞子、旱莲草、当归重在养血滋阴，白蒺藜祛风止痒，体现了"治风先治血，血行风自灭"的临床思路。

（3）湿疡病情顽固，疗程较长是本案的治疗特点。紫草苦寒，善于清热凉血、解毒透疹，同时也是治疗湿疹、疮疡、水火烫伤之要药，赵老喜用紫草治疗皮肤病经验值得学习。本案患者皮损症状明显，但舌象正常，说明了临床辨证不可完全拘泥于教材，按图索骥，应当细心分析，脉症合参，有所取舍。

讨论医案

柴某，男，38岁。1970年9月2日初诊。

主诉：全身泛发皮疹，反复不愈已3年。

症见：胸、腹及后背、四肢可见成片红斑、丘疹及集簇之丘疱疹，渗水糜烂，搔痕结痂，部分呈暗褐色，瘙痒无度。平时胃脘部疼痛，纳食不思，食后腹胀，大便日二三次，完谷不化，便溏，不敢食生冷水果。脉缓滑，舌质淡，苔薄白腻。

中医诊断：浸淫疮。

证属：脾阳不振，水湿内生，走窜肌肤，浸淫成疮。

治则：温阳健脾，芳香化湿。

方药：苍术 9g　　　陈皮 9g　　　藿香 9g　　　仙灵脾 9g

　　　猪苓 9g　　　桂枝 9g　　　茯苓 9g　　　泽泻 9g

　　　蛇床子 9g　　六一散 9g（包）

水煎服，10 剂。

外用：生地榆 30g，水煎后湿敷渗水处。

皮湿一膏（由地榆、煅石膏、枯矾、凡士林组成）外敷。

二诊（9 月 15 日）：药后皮损减轻，渗水减少，瘙痒不甚，便溏，胃纳仍差，舌脉同前。宗前法，药用：

苍术 9g　　　炒白术 9g　　藿香 9g　　　陈皮 9g

炒薏仁 12g　　山药 9g　　　仙灵脾 9g　　猪茯苓各 9g

蛇床子 9g　　肉桂 1.5g（研末冲服）

水煎服 10 剂。

三诊（9 月 26 日）：服前方后，躯干皮损显见减轻，四肢皮损亦趋好转。大便成形，胃纳见馨，舌苔白腻渐化。继服前法，上方去肉桂加泽泻 9 克，水煎服 10 剂。

外用皮湿二膏（由密陀僧末、地榆末、凡士林组成）。

四诊（10 月 3 日）：躯干、四肢皮损均已消退，原发小腿皮损尚未痊愈，仍宗健脾理湿，以期巩固，药用：

苍术 9g　　　炒白术 9g　　　陈皮 9g　　　藿香 9g　　　茯苓 9g

泽泻 9g　　　车前子 9g（包）　扁豆衣 9g　　炒薏仁 9g

服 10 剂后，皮疹消退而愈。1975 年随访，称几年来未复发。

（选自《朱仁康临床经验集》）

问题：

（1）本案辨证为脾阳虚，水湿内盛的依据有哪些？

（2）本案的治疗反映了湿邪致病的哪些特点？

（3）本病为何没有选用清热利湿、解毒止痒的中药治疗？

（4）结合中药学，地榆、密陀僧、枯矾各有何功效？临床使用应该注意哪些事项？

赏析医案

刘某，男，34 岁。2003 年 1 月 29 日初诊。

主诉：全身丘疹水疱 2 周。

现病史：2 周前，患者饮酒后周身出现丘疹水疱，瘙痒流水，日夜不安，伴口苦恶心，腹胀纳呆，身倦头晕，大便不干，在某医院按"亚急性湿疹"治疗未见好转。近日加重，皮损糜烂渗出液加重。专科检查：躯干四肢有多处大片红斑水肿性皮损，表面可见丘疹、水疱、糜烂、渗液，少数区域结痂脱屑。舌质淡，舌苔白腻，脉弦滑。

中医诊断：湿疮。

中医辨证：湿热浸淫。

治法：清热除湿。

处方：自拟除湿方。

生白术 10g	生枳壳 10g	生薏米 30g	赤茯苓皮 15g	冬瓜皮 15g
白鲜皮 30g	苦参 15g	车前子 15g	泽泻 15g	茵陈 30g
黄芩 10g	栀子 10g	六一散 30g （包煎）		

水煎服，日 1 剂。

外用马齿苋、黄柏30g，煎汤湿敷。

二诊（2003年2月6日）：服上方5剂后，皮损水肿减轻，渗出液明显减少，瘙痒减轻，已能入睡数小时。上方加减如下：

生白术10g　　生薏米10g　　赤苓皮15g　　冬瓜皮15g　　白鲜皮30g

苦参15g　　　车前子15g　　泽泻15g　　　茵陈30g　　　黄芩10g

栀子10g

水煎服，日1剂。

服4剂后，瘙痒好转，糜烂逐渐平复，渗出液停止。再服2剂，诸症消失，痊愈。

（选自《当代名老中医典型医案集·外伤科分册》）

医案选录

某，风湿热兼浸两耳，疮痍破津，延蔓全身，宜清热消风。荆芥穗一钱，淡黄芩一钱，六一散三钱，炒牛蒡子三钱，生首乌四钱，赤苓二钱，蝉衣一钱，嫩苦参一钱，丹皮二钱，赤芍一钱，防风一钱。

（选自《费伯雄医案》）

黄右，血虚生热生风，脾虚生湿，纽扣风焮红起粟作痒。治风先治血，血行风自灭。赤芍二钱，白通草八分，苦参钱半，肥玉竹三钱，知母三钱，鸡苏散三钱，甘菊花三钱，黑芝麻三钱，生地三钱，丹皮二钱，天花粉三钱，茯苓皮四钱。

（选自《丁甘仁医案》）

【医家小传】

赵炳南（1899—1984），原名赵德明，回族。幼年饱受疾苦，命运多舛，立志从医。13岁在北京德善医室从师于名医丁德恩，学习疮疡外科。1920年起，在北京自设诊所行医，中华人民共和国成立后先后担任北京中医医院皮肤科主任、副院长、名誉院长等职务。从医60余年，是当代著名的中医外科学家，在国内享有盛誉，主张中西医结合，取长补短，擅长中医外科、皮肤科。其门人与助手著有《赵炳南临床经验集》，系统介绍了其中医外科临床经验和学术思想，并获得了1978年全国科学大会奖。赵氏认为"治湿是治疗皮肤病的根本，治热则是治疗皮肤病的关键"，临床以善用龙胆泻肝汤和除湿胃苓汤治疗皮肤疾患著称。

第三节　瘾　疹

【学习目标】
1. 通过医案比较学习，掌握疏风解表法、清热凉血法在本病中的应用。
2. 了解中医外科瘾疹的概念、诊断要点。

瘾疹是一种皮肤出现红色或苍白色风团，时隐时现的瘙痒性、过敏性皮肤病。本病以皮肤出现瘙痒性风团、发无定处，骤起骤退，消退后不留痕迹为临床特征。一年四季均可发病，老幼皆可罹患，有15%～20%的人一生中发生过本病。本病有急慢性之分，相当于现代医学的荨麻疹。中医学认为，本病主要与风寒、风热邪气客于肌肤；或胃肠湿热郁于肌肤；或血虚风燥，肌肤失养有关，本病的治疗方法主要有疏风散寒、疏风清热、养血祛风、补肺固表等。

示教医案

吴某，女，19 岁，门诊号：481835，初诊日期 1972 年 3 月 28 日。

主诉：全身红斑、瘙痒伴发热 3 天。

现病史：3 天前游泳以后回家受风，突然发热恶寒，全身起风疹，颜色深红，痒感明显，遇风则加重，大便干而少，二三日一行，尿色深黄，身倦，胃纳不佳，精神尚好，脉象弦滑稍数，舌苔薄白。

中医辨证：瘾疹病，里热外寒。

立法：清热凉血，散风止痒。

方药：大青叶一两　　生石膏一两　　麻黄一钱　　　酒军三钱

　　　　紫草五钱　　　茜草三钱　　　大生地一两　　白茅根一两

　　　　赤芍三钱　　　白鲜皮一两　　苦参五钱　　　薄荷三钱（后下）

3 月 29 日：服上方 1 剂后，体温恢复正常，皮肤色红渐退，微痒，大便通畅，食纳好转，处方：

大青叶一两　　生石膏一两　　赤芍三钱　　　紫草五钱　　　茜草三钱

丹参三钱　　　生地五钱　　　白茅根一两　　川军三钱　　　玄参三钱

薄荷三钱（后下）

4 月 3 日：上方服 3 剂，皮肤瘙痒已止，皮疹大部消退，躯干部只有散在红斑，形状不规则，上方佐以养阴凉血之剂：

大青叶一两　　赤芍三钱　　　紫草五钱　　　茜草半钱　　　丹参三钱

生地三钱　　　白茅根五钱　　地肤子三钱　　黄芩三钱　　　玄参三钱

4 月 6 日：继服 3 剂后，又去游泳未再发病，随访 3 个月未再复发。

（选自《赵炳南临床经验集》）

医案分析：

（1）本案患者因风邪发病，且发热恶寒明显，症状遇风加重，为表证典型表现。肺合一身皮毛，主宣发水液，风邪外犯肌表，肺气失宣，气液流通不畅，外不能透，内不得疏泄，故发为瘾疹；又因患者皮疹色红，大便干而少，尿黄，脉滑数，为体内郁热之象，因此辨证为外寒里热，治疗当以疏风解表，清热凉血，佐以止痒。

（2）经方麻黄连翘赤小豆汤、时方防风通圣散基本体现了本案的治法，为对证之方。本案以自拟方治疗，体现了解表、清热、凉血、止痒的组方思路。方中麻黄、薄荷、石膏合用，解表透疹、清肺泄热，取麻杏石甘汤之意，薄荷重于麻黄，体现了热重于寒的病情特点，同时也有辛凉复辛温解表之意；大青叶、茜草、紫草、白茅根、生地、赤芍合用清热凉血，是赵炳南的经验用药；急则治其标，患者皮肤瘙痒明显，白鲜皮、苦参善于清热燥湿止痒；大黄为便秘而设。全方虽为自拟方，但组方严谨，配伍得当，药物剂量轻重有别，反映了医家较高的医疗水平。

讨论医案

石某，女，30岁，律师。2012年11月12日初诊。

主诉：月经期反复泛发风团伴瘙痒1年余。

现病史：患者无明显诱因，月经期反复全身泛发红色风团，经期过后缓解。月经经期8～9天，经色鲜红，经量多。睡眠差，便秘，舌苔薄黄腻，舌质淡红，脉滑。

中医诊断：瘾疹。

中医辨证：冲任不调证。

治法：调摄冲任，凉血止痒。

方药：四物汤合简化消风散加减。

瓜蒌仁 30g	牛蒡子 30g	酸枣仁 20g	当归 10g	川芎 10g
生地黄 20g	鸡血藤 15g	甘草 6g	忍冬藤 30g	白芍 15g
牡丹皮 15g	龙齿 20g（先煎）	紫荆皮 20g	地肤子 30g	地骨皮 20g
磁石 30g（先煎）	大蓟 20g	小蓟 20g		

15 剂，水煎服，日 1 剂。

二诊：服用药后发作范围、频率减少，睡眠差，便秘有所改善，舌苔薄黄腻，舌质干淡红，脉滑。辨证同前，治法同前。

药物：上方去忍冬藤，加酸枣仁 30g、柏子仁 30g，15 剂，水煎服，日 1 剂。

三诊：患者月经期缩减至 6 天，月经量较前减少，皮肤偶尔发红色风团，20～30 分钟后消退，睡眠有所改善，二便调，舌苔薄黄腻，舌质淡红，脉滑。上方去酸枣仁、柏子仁，15 剂，水煎服，日 1 剂。

四诊：患者经期未发皮损，嘱患者守方治疗，15 剂。随访 1 年病情稳定，未复发。

（选自《当代中医皮肤科临床家丛书·艾儒棣》）

问题：

（1）本案辨证为"冲任不调"是否合理？简述理由。

（2）应用中医学相关知识结合患者临床表现，分析患者病情在月经期复发的机制。

（3）结合所学中药学知识，分析一诊处方。

赏析医案

郭某，男，29 岁，病历号 188288。1976 年 5 月 15 日初诊。

主诉：反复起风疹块4月余。

现病史：去年冬开始，每逢寒冷刺激，即于颜面、四肢、裸露部位起风疹块。近4月来几乎每日发作，伴有关节酸楚不适，曾服用抗过敏药物，注射钙剂，内服浮萍丸、紫云风丸、防风通圣丸及凉血消风等中药，均未见效。脉弦细，苔薄白。

中医诊断：瘾疹，风寒型。

治法：调营固卫，祛风散寒。

方药：当归9g　　　丹参9g　　　赤芍9g　　　防风9g

　　　炒白术9g　　麻黄9g　　　桂枝9g　　　蝉衣6g

　　　羌活9g　　　甘草6g

水煎服，每日1剂。

二诊（5月19日）：服前方4剂后，风疹块已经少起，关节疼减轻，脉舌同前。前方加生姜3片，水煎服。

三诊（6月1日）：服前方8剂，稍有冷热不调，手臂、头面裸露部位仍起风团，前方赤芍改用白芍9g。服药4剂后，有明显好转，风团已基本不发。

四诊（7月1日）：天气阴湿，两手腕处，起小片风团。原方去黄芪加荆芥9g、赤苓9g，服药5剂后，痊愈。

（选自《朱仁康临床经验集·皮肤外科》）

医案选录

左，风邪外袭，身发风块，面浮，脉数，法以散风。荆芥钱半，大力钱半，僵蚕二钱，前胡钱半，薄荷八分，桑叶钱半，生草五分，桔梗一钱，蝉衣四只。

（选自《何鸿舫医案》）

　　郭，男童，八月十九日，脾湿肝热两盛，汗出当风，遂致周身发风包作痒，脉大而滑数，右寸较盛。邪在皮毛，当凉化疏解。生石膏六钱，麻黄梢二厘，桃仁泥钱半，全蝉衣五分，地肤子三钱，蒲公英三钱，知母三钱，通草一钱，枯黄芩二钱，栀子炭三钱，龙胆草钱半，滑石块三钱，鲜茅根八钱，杏仁泥三钱，牛黄抱龙丸一粒（分化）。

（选自《孔伯华医集》）

【医家小传】

　　艾儒棣（1944—），男，汉族，四川省重庆市人。曾跟随蜀中名医文琢之、罗禹田、张觉人等学习，著有《文琢之中医外科经验论文集》。现为成都中医药大学教授、主任医师、博士生导师。从事中医外科教学与临床四十多年，治学严谨，教书育人，培养了大批中医外科研究生；医术精湛，临床擅长治疗疮疡、痈疽、皮肤病、免疫系统疾病；坚持弘扬与传承中医药外科特色，挖掘、整理了濒临失传的中医外科特色炼丹术，为四川地区中医外科事业做出了突出贡献。

第四节　乳　癖

【学习目标】
　　1. 掌握调补冲任、疏肝化痰法在本病中的具体应用。
　　2. 熟悉传统辨证论治、针灸治疗在本病治疗中的作用和地位。
　　3. 了解乳癖病的概念、诊断要点。

　　乳癖是以乳房有形状大小不一的肿块，疼痛与月经周期及情志变化相关的乳腺组织的良性增生性疾病。乳房肿块大小不等，形态不一，边界清楚，质地不硬，活动度好。本病好发于中青年妇女，约占全部乳腺疾病的75%，是临床常见病。中医学认为本病的发生与情志不遂，肝气郁结，肝郁脾虚，痰气凝滞，气血瘀滞；或冲任失调有关，临床治疗主要以疏肝理气、化痰散结、调补冲任为基本治法。本病相当于乳腺囊性增生症。

示教医案

唐某，女，40岁。2005年3月7日初诊。

主诉：双侧乳房肿块11年。

现病史：患者自诉月经前乳房胀痛，放射至腰腹部，经后缓解，月经紊乱，量少，已停经两个月，面色少华，少寐多梦，四肢怕冷，口淡无味，舌苔薄白，舌质淡红，脉濡。专科检查：双乳多处大小不等条状或不规则肿块，粘连，可移动，边界不清，乳房皮肤颜色正常。B超检查提示乳腺增生，无恶变。

中医诊断：乳癖。

中医辨证：冲任不调，肝肾亏损。

治法：滋养肝肾，调摄冲任，化痰散结。

方剂：霜胶二仙汤加减。

仙茅15g	仙灵脾15g	鹿角霜50g	阿胶35g	当归15g
巴戟天10g	浙贝母15g	天冬15g	黄精30g	枳壳10g
陈皮10g	青皮10g	柴胡10g	穿山甲珠6g	

7剂，水煎服，2日1剂，分3次服用，每次150mL。

外敷阳和解凝膏，每日一换。

二诊：患者乳房疼痛减轻，包块粘连减少，乳房外敷药物后，有过敏反应，发生丘疹，舌质淡红，脉弦细。仍用上方内服，2日1剂，7剂，停用外用药。

三诊：患者月经来潮，经量少，颜色暗黑，面色转红，睡眠好转，情绪好转，乳房胀痛大减，乳房包块硬度变软，粘连松动，包块结节变小，舌苔白，舌质红，脉弦细。续用霜胶二仙汤加减。

仙茅 15g	仙灵脾 15g	鹿角霜 30g	阿胶 35g	当归 15g
巴戟天 10g	浙贝母 15g	天冬 15g	黄精 15g	黄芪 15g
白芍 15g	枳壳 10g	陈皮 10g	青皮 10g	柴胡 10g
穿山甲珠 6g	海藻 10g	昆布 10g	炒二芽 15g	神曲 15g

2 日 1 剂，连服 20 剂，诸症消除。

（选自《当代中医皮肤科临床家丛书·艾儒棣》）

医案分析：

（1）本案患者以乳房胀痛、肿块为主，病情与月经周期相关，肿块特点为大小不等、不规则、粘连、可移动、边界不清，基本符合乳癖病的诊断要点。患者乳房皮肤颜色正常，B 超提示乳腺增生，有助于排除乳房恶性疾病。

（2）本案患者 40 岁，接近绝经期年龄，且平素月经量少、月经紊乱，面色少华，少寐多梦，四肢怕冷，口淡无味，乃肝肾不足之象。经水出诸肾，肾藏精，肝藏血，患者天癸已竭，肝肾精血不足，冲任失调，上则乳房痰浊凝滞，下则经水逆乱，故治疗宜滋养肝肾，调理冲任，佐以化痰散结。

（3）二仙汤是调理冲任、滋阴温阳的代表方，但疏肝化痰散结之力不足。本案病情偏于肾阳不足，故去掉知母、黄柏苦寒之品，加阿胶、黄精、天冬意在补养精血，加浙贝母、穿山甲意在化痰散结，合柴胡、青陈皮、枳壳意在疏肝行气。方中鹿角霜既能温肾阳，又善于化痰散结，是治疗乳癖之效药；天冬既能滋肾，又善于化痰消癖，也是治疗乳癖之效药。本案在一诊取效基础上，加用了海藻、昆布意在增强软坚散结作用，本案疗程长，共服药 34 剂，疗程近 70 天，病情最终痊愈，也说明了慢性疾病守方治疗的重要性。

讨论医案

何某,女,38 岁,工人。1996 年 8 月 2 日初诊。

主诉:双乳肿块伴疼痛 2 年。

现病史:患者乳房疼痛多在月经前、生气后加重,外院诊断为乳腺增生病,服乳康片、维生素 E 等治疗无效,伴有心烦、头晕、失眠,舌体胖,苔薄黄微腻,脉滑。专科检查:双乳对称,触及双乳外上、内上、双乳头下有条索状较硬肿块。红外线检查:双乳肿块处呈不规则的灰影,血管增多增粗,并有迂曲。病检:囊性增生伴有纤化。

辨证:气滞血瘀,痰湿内阻。

治则:疏肝理气,活血祛痰散结。

选穴:第 1 组:屋翳、乳根、合谷、丰隆,均双侧。

第 2 组:肩井、天宗、肝俞,均双侧。

治法:两组交替使用,每日 1 次,加电连针 10 次,休息 3 日,继续下 1 疗程。经针刺治疗 30 次后,疼痛有所减轻,肿块未见明显变软缩小,后配服乳乐口服液(逍遥散加丹参、昆布、半夏、贝母等)经两个月针药治疗,肿块明显变软缩小,在劳累过度时,尚有微痛,但肿块未增大。

(选自《针药并治乳房病》)

问题:

(1)结合针灸学知识,分析本案针灸处方的方义。

(2)试从肝主疏泄角度论述乳癖病的发病机理。

(3)试分析针刺、中药两种治疗方案在本案治疗中的作用。

赏析医案

贾某，女，66岁，退休。2005年3月14日初诊。

主诉：盗汗半年余，乳房胀大异常3月。

现病史：盗汗半年余，时阵发性咳嗽，痰少色白，耳鸣，食欲一般，口干，心烦急躁，面色潮红，形体偏胖。2005年2月25日左乳房行乳腺增生切除术，右乳房丰盈似中年状，胀而不痛，触诊质较硬。舌质淡红，苔黄腻，脉沉涩。

中医诊断：盗汗，乳癖。

中医辨证：湿热内蕴，热毒内结。

治法：先治盗汗，益气养阴，清热固表。

方剂：当归六黄汤加味。

| 生地黄10g | 熟地黄10g | 黄芩10g | 黄连6g | 黄柏10g |
| 当归10g | 生黄芪30g | 浮小麦30g | 煅牡蛎30g | |

6剂，水煎服，日1剂。

二诊（2005年3月21日）：服上药后，盗汗明显好转，右乳房胀大渐重，全身郁胀，舌质淡红，苔白腻，脉沉涩。年老乳胀乃肝郁气滞，阳明热结所致。改用化痰散结、清热解毒之法，方以消瘰丸加味如下：

全瓜蒌20g	蒲公英20g	连翘12g	夏枯草15g
白花蛇舌草20g	丹皮10g	玄参15g	浙贝母6g
生薏苡仁30g	茯苓10g	生牡蛎30g	甘草6g

30剂，水煎服，日1剂。

三诊（2005年4月22日）：右乳房较前变软，有条索状，不痛不胀，时心烦，二便调，舌脉同前。病已取效，继续服用。

| 全瓜蒌20g | 蒲公英20g | 连翘12g | 夏枯草15g |

白花蛇舌草 20g　　丹皮 10g　　浙贝母 10g　　紫花地丁 30g

皂角刺 10g　　　　川芎 10g　　生牡蛎 30g　　陈皮 10g

甘草 6g

连续服用 4 个月，右乳房变软、回缩，基本正常。

（选自《当代名老中医典型医案集·外伤科分册》）

医案选录

陈右，乳癖兼有湿热，皮肤瘙痒，牵引腋下，脉滑，舌不腻，胃纳不爽，先以和血化湿。全当归 6g，白鲜皮 9g，藿梗 4.5g，茵陈 6g，玄参 6g，丹皮 3g，半夏 4.5g，橘叶 4.5g，沉香曲 4.5g，木香 1.5g，丹参 6g，栀子 6g。

（选自《张山雷专辑》）

屯村，张，肝胃气火郁结，左乳房结核硬如杯大，内热胸闷，月事不调，拟养阴清气化坚。北沙参、连翘、僵蚕、橘叶、全瓜蒌、青皮、法半夏、夏枯草、象贝母、赤芍、郁金。

二诊：乳核见松，发热头眩胸闷亦减，原法。沙参、丹皮、当归、白芍、贝母、瓜蒌、香附、甘草、法半夏、青皮、郁金、橘叶。

（选自《外科集腋》）

【医家小传】

郭诚杰（1920—2017），男，陕西省富平县人。陕西中医药大学教授，主任医师，第二届国医大师。从事针灸教学、临床工作 50 余年，成果丰硕。通过 20 余年万余例针刺治疗乳腺病的研究，发现了针刺治疗本类疾病具有止痛迅速、肿块消退快、疗程短的优势，总有效率为 94%，开拓了我国针刺治疗乳腺疾病的先河，被誉为"针灸治疗乳腺病专家"，著有《针药并治乳房病》。

医案练习题

阅读以下医案材料，写出疾病诊断（疾病名、证候）、病机分析、治法、方剂及处方用药。

医案 1. 罗某，女，27 岁，1991 年 6 月 10 日初诊。产后 1 月，右乳房肿痛伴发热 4 天。4 天前自觉右乳房肿痛，继发高热，口渴，多汗，右乳肿痛加剧，如鸡啄样。经抗生素治疗后，效果不佳，特来求诊。专科检查：右乳房外侧皮色焮红，肿胀疼痛，触之灼热，无明显波动感，右乳头内陷，有皲裂，舌质红，苔薄黄，脉洪数。

医案 2. 赵某，男，40 岁，2004 年 3 月 1 日初诊。皮肤阵发性瘙痒伴红斑 10 年。近 10 年以来，常感皮肤阵发性瘙痒，抓破后起大片红斑，时起时落，夜间明显，服用多种药物，效果不佳。平时自觉乏力，纳差，失眠多梦，健忘心悸，躯干四肢散布抓痕血痂，皮肤划痕征阳性。舌质淡，苔白腻，脉缓。

医案 3. 刘某，女，11 岁，2009 年 4 月 8 日就诊。主诉全身泛发丘疹、水疱伴瘙痒 9 年，复发加重 1 月。查体：全身泛发粟米至绿豆大小红色丘疹、水疱，以躯干部尤甚，部分水疱搔抓后见淡黄色渗出，伴神疲，纳差，大便稀，夜间瘙痒剧烈，寐差，舌苔黄腻，舌质淡红，脉弦。

医案 4. 雷某，女，41 岁，2013 年 6 月 3 日就诊。主诉双侧乳腺肿块 1 年。1 年前患者无明显原因出现乳房胀痛，经前加重，未予治疗，能自行缓解，在外院检查为"乳腺增生"。近来疼痛加剧，无法缓解，遂来就诊。患者双乳未触及明显包块、结节，患者面部黄褐斑，月经提前 3～4 天，量少，夹有血块。纳可，二便调，舌苔薄黄，质常，脉弦。

第九章　妇科病医案　▷▷▷

中医妇科疾病主要包括月经病、带下病、妊娠病、产后病、妇科杂病。在充分考虑中医妇科临床优势病种的基础上，本章选取了痛经、带下病、崩漏、盆腔炎4个病种医案作为教学内容。

第一节　痛　经

【学习目标】

1. 掌握温经散寒补血法在痛经中的应用。
2. 熟悉清热利湿行气法在痛经中的应用。
3. 了解痛经概念、病因、病机及治法。

痛经是妇女正值经期或经行前后出现周期性小腹疼痛或痛引腰骶，甚至剧痛晕厥的病证。痛经病因主要与气滞血瘀、寒凝血瘀、湿热瘀阻、气血虚弱、肾气亏虚有关。本病的病位在胞宫、冲任，变化在气血，故治疗以调理子宫、冲任气血为主，主要以周期疗法为要。治法分两步，经期重在调血止痛以治标，平时辨证求因以治本。痛经的辨证要点主要包含辨痛经发生的时间、部位、性质及疼痛的程度，此外还必须结合月经量、色、质及伴随症状。

妇产科学将痛经分为原发性痛经和继发性痛经。原发性痛经指生殖器官无器质性病变的痛经，占痛经90%以上；继发性痛经指由盆腔器质性疾病引起的痛经，包括子宫内膜异位症、子宫腺肌症、盆腔炎性疾病等。

示教医案

车某，女，22岁，未婚。1977年6月3日初诊。

主诉：经行腹痛7年。

现病史：16岁月经初潮时，即发作痛经，迄今已7年，每用止痛药物缓解症状，但病未根除。月经周期尚准，惟量少色淡，有小血块，经中小腹痛胀，按之益甚，伴泛恶纳呆，大便不实。经后白带清晰，腰酸乏力，苔白滑，脉沉细。刻诊周期迫近，腰腹坠痛。

中医诊断：痛经。

证候：脾胃虚寒，兼有血瘀。

治法：温中健脾，兼调气血。

处方：自拟方。

炒白术 9g	淮山药 12g	云茯苓 12g	姜厚朴 6g
炮姜炭 9g	广木香 4.5g	甘草 4.5g	川草芨 9g
川楝子 12g	杭白芍 12g	刘寄奴 12g	元胡 4.5g
制附片 3g			

3剂，水煎服。

二诊（6月8日）：昨日经至，量少色淡，小腹痛楚较上月为轻，仍不喜按揉，脉沉涩，舌质淡。处方：

秦当归 12g	香附米 9g	赤芍药 9g	醋柴胡 9g
五灵脂 12g	刘寄奴 12g	净苏木 9g	川草芨 9g
川芎 6g	元胡 4.5g	台乌 6g	淡吴萸 4.5g
制香附 4.5g			

3剂，水煎服。

三诊（6月14日）：腹痛已瘥，现已经净，脉亦缓和，苔薄白。嘱每日上午服温经丸1剂，下午服二陈丸半剂，至经潮前3天，改服下方连服4剂。

香附米 9g	元胡索 4.5g	川楝子 9g	五灵脂 9g
赤芍药 9g	当归 9g	广木香 4.5g	刘寄奴 12g
川萆薢 9g	川芎片 9g	台乌药 9g	炒白术 9g

（选自《哈荔田妇科医案医话选》）

医案分析：

（1）本案患者初潮即有痛经，经中小腹痛胀，按之益甚，似有瘀滞不通则痛之象，但经色淡，苔白滑，脉沉细其本为虚；泛恶纳少，大便溏薄，白带清稀，腰酸乏力为脾胃虚寒之象，气血运行迟滞故经期小腹痛胀。治疗上一方面要调气止痛，还要温运中焦，散寒降逆。

（2）一诊处方虽为自拟方，但却组方精妙，配伍精当。方中山药、白术、茯苓合用健脾渗湿止带；木香、厚朴、川楝子、元胡合用行气和胃止痛；附片、炮姜、萆薢合用散寒除湿止痛；方中白芍、刘寄奴合用养血祛瘀止痛。后期复诊根据脉沉涩，考虑行气活血，选用了香附、苏木、川芎、乌药、赤芍等行气活血之品。活血药虽然祛瘀止痛效佳，但本案患者为虚寒体质，所以药物剂量必须因人制宜，不能浪施。本案用药剂量比较符合临床实际情况，值得初学者参考学习。

讨论医案

于某，女，21岁。1978年3月30日初诊。

主诉：经行腹痛1年。

经来超前，量多色紫，夹大血块，经前小腹坠胀，疼痛阵作，牵及胁肋，血块即下，痛始减缓。伴见心烦易怒，梦魇纷纭，头晕耳鸣，渴喜冷饮，纳谷不馨，口苦便干，经后带下黏秽，黄白相间，小溲短赤，尿道涩痛，尿检无异常。末次月经在3月11日，行经6天。舌红苔黄，切脉弦数，左关尺尤劲。

诊断：痛经。

辨证：肝郁化火，肝胆热炽，炼血成瘀，冲任不畅。

治法：清泄肝胆，凉血滋阴。

方药：自拟方。

秦当归 12g	醋柴胡 6g	牡丹皮 9g	生地黄 20g
天花粉 10g	全瓜蒌 20g	香附 9g	郁金 7g
黄柏 7g	龙胆草 5g	车前子 12g	冬葵子 9g（布包）
大黄 9g（后下）			

3 剂，水煎服。

二诊（4 月 4 日）：药后腑气得降，水道通行，寐梦减少，纳谷知味，脉尚弦数，关尺已见平缓，黄苔渐退。现觉腰脊酸胀，小腹坠感，此乃经水将行之证，治须活血通经，因势利导，即《内经》所谓"其下者，引而竭之"，方药：

秦当归 15g	赤芍 12g	三棱 12g	莪术 12g
怀牛膝 12g	丹参 15g	桃仁 15g	苏木 15g
香附 10g	木香 5g	黄芩 9g	生地黄 15g
牡丹皮 12g			

3 剂，水煎服。

三诊（4 月 8 日）：药后于 4 月 6 日经至，腹痛大减，血量仍多，块已减少，脉沉弦缓，舌润苔薄，余症亦均轻微，即获效机，继守前法，制小其剂，所谓"衰其大半而止"。

当归 12g	山萸肉 12g	续断 12g	牡丹皮 9g	生地黄 12g
麦冬 12g	栀子 9g	桃仁 9g	刘寄奴 9g	牛膝 9g
香附 9g	柴胡 6g	茯苓 9g		

4 剂，水煎服。

四诊（4 月 12 日）：月经已净，带下仅有，二便尚可，惟感腰酸，予二至九 3 瓶，嘱早晚各服 15 粒，水送下。

（选自《哈荔田妇科医案医话选》）

问题：

（1）试分析本案的病机与治法。

（2）联系本案患者病情，解释"其下者，引而竭之"的含义。

（3）本案一诊方剂若选用龙胆泻肝汤或者丹栀逍遥丸合导赤散是否可以，简述理由。

赏析医案

王某，女，20 岁，学生，未婚。1982 年 3 月 18 日初诊。

主诉：经行腹痛 4 年，伴心中烦热。

现病史：平时月经周期超前，23～25 天 1 潮。经前 1 天腹痛剧烈，持续 2 天，量多，色紫，有血块，末次月经 2 月 26 日，伴心中烦热，大便干结，小便短赤，前服清热化瘀之品，虽有小效，但始终未能根除，正值经前，舌质紫红，苔薄黄，脉弦涩，为瘀热阻滞胞宫，经行不畅。治当活血化瘀，清热通络，处方用宣郁通经汤合金铃子散。

当归 10g	牡丹皮 15g	白芍 15g	柴胡 10g	黄芩 10g
香附 10g	郁金 10g	白芥子 10g	山栀 10g	元胡 10g
川楝子 10g	甘草 5g			

复诊（1982 年 3 月 25 日）：服上方 5 剂后，腹痛显著减轻，血块亦减少，唯便干仍存，口干不欲饮，嘱下次经前 2 天再给上方加生大黄（后下）5 克，清热化瘀通滞。

三诊（1982 年 4 月 22 日）：末次月经：1982 年 4 月 15 日，腹痛基本消失，大便通畅，心中烦热已除。

四诊（1982年5月22日）：按上方再调治1月，痛经消失，月经28天一行。

（选自《古今专科专病医案·妇科》）

医案选录

顾，经来筋掣腹痛，常有心痛干呕，此肝气厥逆，冲任皆病，务在宣通气血以调经，温燥忌用，自可得救。川楝子一钱，丹皮三钱，炒楂二钱，胡连八分，延胡一钱，泽兰二钱，归须二钱，生白芍一钱半。又，柏子仁丸。

（选自《临证指南医案》）

朱，痛而经来，肝气横也，经事参前，血分热也。色黑有瘀，和而化之可也。金铃子、延胡索、香附、当归、丹皮、山楂肉、泽兰、白芍、木香、茯苓、砂仁。

王，经后少腹痛连腰股，肛门气坠，大便不通，小便赤涩热痛，拟宣肝经之郁热，通络脉之凝涩。柴胡、川楝子、焦栀子、郁李仁、延胡索、茜草、旋覆花、归尾、龙胆草、青葱管。

（选自《王旭高临诊医案》）

【医家小传】

哈荔田（1911—1989），河北省保定市人，回族。中医妇科专家、教育家。哈荔田出身中医世家，早年师从国医泰斗施今墨先生。哈荔田自幼喜读经书，对《内经》《素问》《金匮翼》《千金翼方》《赤水玄珠》《傅青主女科》《济阴纲目》以及《本草从新》《本草经疏》等书颇有研究。他学术造诣精深，治学严谨，博采众长，旨在创新，在古稀之年仍不予遗余力地从事研究生培养与临床科研工作。其主编的《哈荔田妇科医案医话选》《中医妇科验方选》《扶正固本与临床》等著作在学术界影响颇大。

第二节 带下病

【学习目标】
1. 掌握清热利湿法在带下病中的应用。
2. 熟悉带下病临床常用的经验用药。
3. 了解带下病概念、病因、病机及治法。

带下病是指带下量增多或减少，色、质、气味发生异常，或伴有全身或局部症状者。妇女在月经期前后、排卵期、妊娠期带下量增多而无其他不适者，为生理性带下。带下病是妇科常见病，可单独出现，也可合并其他妇科疾病。带下病的病机主要是湿邪伤及任带二脉，使任脉不固，带脉失约。湿邪是导致本病的主要病因，有内、外之别，肝脾肾是产生内湿之因，脾虚失运，水湿内生；肾阳虚衰，气化失常，水湿内停；肝郁侮脾，肝火夹脾湿下注。外湿多因久居湿地，或涉水淋雨，或感受湿热之邪，或不洁性生活所致。带下病的辨证要点为带下的量、色、质、气味的异常。一般带下色淡、质稀为虚寒，色黄、质稠，有臭秽者为湿热。治疗以除湿为主，兼顾健脾、温肾、疏肝、清热等治法。

示教医案

沃某，女，48 岁，已婚。1959 年 12 月初诊。

主诉：黄白带下月余。

现病史：经水偏早，近几月来，有黄白色带下，连绵不断，腰酸神疲。

最近带下增多，质黏，色黄白，有腥味，纳呆，切脉细濡而稍数，舌质淡，苔薄白。

诊断：带下病。

证候：脾虚肾亏，湿热内蕴。

治法：清湿热，补脾肾。

方药：自拟方。

焦白术 9g	茯苓 9g	菟丝子 9g	蛇床子 12g
盐水炒黄柏 9g	青蒿 9g	鸡冠花 9g	莲子肉 9g
椿白皮 12g	白槿花 9g	墓头回 9g	

复诊：上方服数剂后，带下已大好，不仅量渐减少，且气味亦减，胃口稍开，惟仍有腰酸肢软，久带后脾肾两亏，非调补两脏，清解余邪，不能收功。处方以培补先后两天，并清带脉余邪为旨：

川断 9g	狗脊 9g	巴戟天 9g	党参 3g	焦白术 6g
茯苓 9g	陈皮 6g	盐黄柏 9g	蛇床子 12g	椿白皮 9g
薏苡仁 12g				

（选自《朱小南妇科经验选》）

医案分析：

（1）《傅青主女科·带下》谓："夫带下俱是湿症，而以带名者，因带脉不能约束而有此病，故以名之。"临床治疗还需要仔细辨证，本案患者带下增多，质黏，色黄白，有腥味为湿热下注，脉细濡而稍数也是湿热之典型脉象。患者久患带下，耗气伤阴，久而及肾，而见腰酸神疲，所以治疗应清湿热，兼顾补脾肾，因为脾主运化水湿，肾主封藏。

（2）一诊重在清热利湿止带，方中茯苓、白术、莲子肉健脾渗湿；黄柏、鸡冠花、墓头回、蛇床子、白槿花善于清热利湿，是治疗妇科带下之达药。获效后，继续清热利湿，兼以川续断、狗脊补肾壮腰。本案虽为自拟方，但用药灵活，重在辨病，值得学习。

讨论医案

韩某，女，35岁。1956年3月17日初诊。

患者黄白带多，小腹及腰痛，月经来潮前更甚，月经先后无定期，胃纳欠佳，大便时干时溏，小便黄，舌苔黄白，有时灰黑，脉上盛下虚，两关濡弱。

诊断：带下病。

辨证：湿困脾胃，下注胞宫。

治法：调理脾胃，清利湿热。

方药：自拟方。

连皮茯苓7g	泽泻7g	薏苡仁15g	茵陈蒿10g
豆卷15g	黄芩6g	草薢12g	炒苍术6g
狗脊10g	乌贼骨15g	白通草3g	晚蚕沙10g

5剂，每剂水煎2次，共取250mL，分早晚2次温服。

3月31日复诊：药后带色转白，量亦减少，饮食增加，精神好转，舌苔转薄，脉迟有力。仍以前法。处方：

草薢12g	炒黄柏3g	泽泻6g	连皮茯苓15g	炒苍术6g
薏苡仁15g	豆黄卷15g	茵陈蒿10g	川楝子6g	狗脊12g
乌贼骨15g	白通草3g	晚蚕沙12g		

5剂，煎服法同前。

4月4日三诊：月经25天来潮，少腹及腰痛显著减轻，但经色不正常，内夹黑色血块，精神、食欲、睡眠继续好转，脉弦迟，苔白。治宜温经利湿。

处方：

茯苓15g	桂枝10g	泽泻6g	薏苡仁15g	炒苍术6g

当归 6g　　　　川芎 5g　　　　桃仁 5g　　　　　草薢 12g　　　　川楝子 6g

白通草 3g

（选自《蒲辅周医疗经验》）

问题：

（1）试分析本案的初诊病机、治法。

（2）本案一诊中"脉上盛下虚"有何临床意义？

（3）本案一诊治疗以清热利湿为主，三诊为何以温经除湿为主？

赏析医案

王某，女，37岁。带下青色，腥臭稠黏，头胀目眩，口苦胁痛，脉来弦数，舌质红，苔黄腻。证属肝经湿火下注，拟泻厥阴之火，化膀胱之湿。

龙胆草 6g　　　　黑栀 9g　　　　炒白芍 9g　　　　生甘草 6g　　　　黄芩 4.5g

青陈皮各 3g　　　茯苓 12g　　　绵茵陈 15g　　　柴胡 4.5g　　　　川草薢 9g

炙白鸡冠花 12g

药后带下不多，胁痛间或有之，脉弦，苔薄黄。再拟疏肝和营，兼清余热。

炒柴胡 4.5g　　　　牡丹皮 4.5g　　　黑山栀 9g　　　　当归 9g

制苍术 4.5g　　　　茯苓 12g　　　　炒白芍 6g　　　　甘草 2.4g

薄荷梗 4.5g　　　　郁金 6g　　　　炙白鸡冠花 12g

（选自《叶熙春医案》）

医案选录

徐（四十），经漏成带，下焦畏冷，眩晕，肝脏阳升，八脉空乏。当归、炒白芍、炒黑枸杞、杜仲、海螵蛸、炒沙苑。

（选自《临证指南医案》）

徐女，带下色淡如水，且无臭气，其脉弱，补之可愈。杜仲 9g，狗脊 9g，山药 9g，牛膝 9g，金樱子 9g，五味子 4.5g，芡实 9g，鹿角霜 15g，震灵丹 9g。分 3 次吞。

（选自《章次公医案》）

陶，白带属气虚，亦有属湿热者。既见兼象，须兼治之。黄芪、当归、柴胡、白芍、陈皮、半夏、黄柏、茯苓、泽泻、白术、砂仁、椿根皮。

（选自《倚云轩医话医案集》）

【医家小传】

朱小南（1901—1974），江苏省南通市人，原名鹤鸣。邑名医朱南山长子，自幼随父学医，20 岁时悬壶于上海，以擅治妇科而著称。朱氏学术思想渊源于《内经》《金匮要略》，博采《妇人良方》《济阴纲目》《傅青主女科》等医著，尤其推崇宋朝陈自明《妇人良方》和明朝武之望《济阴纲目》中治疗妇人病的处方用药，主张治病务求其本，以调脏腑之气为重，而调肝尤为首要，认为妇人病多隐微，必须详问细察、诊断明确，则用药无不中鹄。

第三节　崩　漏

【学习目标】

　　1.掌握清热凉血、滋阴补肾法在崩漏中的应用。

　　2.熟悉疏肝健脾固涩法在崩漏中的应用。

　　3.了解崩漏的概念、病因、病机及治法。

　　崩漏是指经血非时暴下不止，或淋漓不尽，前者谓之崩中，后者谓之漏下。崩与漏程度不一，常并见。崩漏主要是肾-天癸-冲任-胞宫轴紊乱导致的月经周期、经期、经量严重失调，其病因病机为脾肾亏虚或血热内扰导致冲任不固，不能制约经血，胞宫藏泻失常。本病治疗上，遵循急则治其标，缓则治其本之大法，灵活掌握和运用塞流、澄源、复旧三法。塞流即是止血，澄源即是求因治本，复旧即是调理善后。崩漏在血止之后，应理脾益肾以善其后。总之，塞流、澄源、复旧有区别，又有内在联系，必须结合具体病情灵活运用。本病主要相当于西医的功能失调性子宫出血。

示教医案

　　臧某，女，30岁。

　　主诉：阴道下血淋漓不净两月。

　　现病史：16岁初潮，经期尚准，半年以来经行虽按期，但时间逐渐延长。每来一周多始完，最近两月竟淋漓不止，头晕目眩，心悸气短，胸闷胀，食不香，腰酸神疲，二便睡眠正常。舌苔薄白，脉象沉细无力。

　　诊断：崩漏。

　　证型：脾虚肝郁。

治法：益气摄血，扶脾健中，疏肝解郁。

方药：自拟方。

黑升麻 3g	生牡蛎 10g	生龙齿 10g	五倍子 3g	五味子 3g
黑芥穗 6g	白蒺藜 10g	沙蒺藜 10g	熟地黄 6g	生地黄 6g
砂仁 3g	炒建曲 10g	柴胡 5g	鹿角胶 6g	阿胶珠 10g
山茱萸炭 15g	白芍 10g	茅根炭 15g	米党参 6g	厚朴花 6g
玫瑰花 6g	柏叶炭 10g	莲房炭 10g		

2 剂。

二诊：阴道出血显著减少，但仍未断，心跳气短，头晕依旧，食不香，胸胀闷，脉象如前，仍按上方加减。处方：

黑升麻 3g	川杜仲 10g	黑芥穗 6g	川续断 10g
生牡蛎 10g	生龙齿 10g	阿胶珠 10g	生地黄 6g
熟地黄 6g	白蒺藜 10g	白芍 10g	柴胡 5g
山茱萸炭 15g	砂仁 5g	厚朴花 6g	菜菔子 6g
仙鹤草 12g	玫瑰花 6g	茅根炭 15g	麦芽 10g
谷芽 10g	酒黄连 3g	沙苑蒺藜 10g	酒黄芩 6g

3 剂。

三诊：服药后月经已止，食欲转佳，胸腹闷胀已愈，仍头晕目眩，心悸气短，下午感觉烦热，脉象不似从前之沉细，气血已亏，改服丸剂以善后。每日早午各服人参归脾丸 1 丸，夜晚服玉液金丹 1 丸。共服 30 日。

（选自《施今墨临床经验集》）

医案分析：

（1）患者漏下两月不止，刻下头晕目眩，心悸气短，腰酸神疲乃失血过多，清窍、心脉失养之表现，结合患者胸闷胀、饮食不香、脉沉无力，考虑为脾虚肝郁，重在脾虚不能统血，治法当以健脾益气、疏肝理气，佐以固涩为主。

（2）从一诊处方来分析，用药与诊断吻合性不高，实际是经验用药。方中重在固涩止血，同时也配合养血平肝药物，重在定眩养心。方中养血药滋腻碍脾，佐以理气调中药物如二芽、厚朴、莱菔子、砂仁，值得学习和借鉴。

（3）崩漏为妇科重症，虽然有气虚、血热、肾虚之分，但具体在治疗中，可能兼而有之，需要突出重点，全面照顾，所以崩漏病处方中多是数法并见，这一点初学者需要注意。

讨论医案

易某，女，12周岁，中学生。1975年3月2日初诊。

主诉：月经量多，伴经期延长3月余。

现病史：近3个月来，月经过频过多，时间延长。2月28日，月经来潮，势如泉涌，昨日曾服凉血止血的中药，药后流血更多（一天用卫生巾一包多，并用很多棉花），不能坐立，经色鲜红夹有血块，腹微痛，汗多，疲乏，腰酸，自觉烦热，口干，小便微黄，面色苍白，精神不振，舌淡红略胖，舌质稍红，苔薄白润，脉细滑略弦。

月经史：11岁初潮，周期紊乱，经量偏多，近3个月来先期量多明显，经某医院诊为青春期功能失调性子宫出血。

诊断：血崩（肾阴未固，阴虚内热型）。

治则：滋养肝肾，固气摄血。

处方：自拟方。

党参18g	白术15g	岗稔根30g	制首乌30g
干地黄18g	桑寄生15g	续断15g	煅牡蛎24g
甘草9g	蒲黄炭9g		

2 剂，每日 1 剂，并嘱用艾卷悬灸隐白穴（双）及大敦穴（双），交替选用，每日两次，每次 15 分钟。

再诊（3 月 3 日下午）：患者 3 月 2 日下午和来诊当日上午各服上方 1 剂后，经量已减少大半，精神明显好转，但仍有腹部隐痛，睡后汗多，口干，舌淡红，舌尖稍赤，苔薄白，脉细滑略数。治则仍遵前法，佐以祛瘀止血。处方：

岗稔根 30g	地稔根 30g	党参 18g	黄芪 15g	白术 18g
制首乌 30g	益母草 15g	血余炭 9g	桑寄生 15g	

5 剂，每日 1 剂。

服药后，月经于 8 日完全干净。以后用滋养肝肾兼以补气，月经期则仍加岗稔根、地稔根，经量多时加入蒲黄炭、血余炭、紫珠草等，经过 3 个月的调治，月经已恢复正常，观察 1 年，已无复发。

（选自《罗元恺医著选》）

问题：

（1）试分析本案一诊病机、治法。

（2）本案二诊治法中有"祛瘀止血"，你是否同意此治法，简述理由。

（3）查阅文献，回答岗稔根、地稔根的功效、主治？

赏析医案

李某，15 岁，学生。1994 年 12 月 31 日初诊。

主诉：月经过多 1 年。此次因行经 28 天未净，伴头晕、疲乏、食欲减退而求诊。问知初潮 13 岁，月经 7～8 天 /30～35 天，末次月经 1994 年 12 月 3 日。B 超查：子宫中位，略小。诊舌淡苔薄白，脉细弱。

诊断：崩漏。

证型：脾肾不足。

治法：补益脾肾，固冲。

方药：自拟方。

鹿衔草 30g	生地黄 15g	阿胶 15g（烊）	棕榈炭 15g
炮姜炭 10g	黄芩炭 8g	煅乌贼骨 20g	黄芪 15g
白术 10g			

水煎服，日1剂。

1995年1月2日二诊：告知药后经净，疲乏感亦去，食欲增加，诊脉细。上方去黄芪、白术，再服2剂。3月后随访，得知未再复发而愈。

（选自《吴熙妇科溯回》）

医案选录

徐三三，肝脾郁损，血崩，郁损肝脾。人参逍遥散去柴、术、炙草，加桑螵蛸、杜仲。

成，冲任二脉损伤，经漏经年不痊，形瘦肤干畏冷，由阴气走乎阳位，益气以培生阳，温摄以固下真。冲任阳虚。人参、鹿角霜、归身、蕲艾炭、茯神、炮姜、紫石英、桂心。

（选自《临证指南医案》）

某，崩漏亦久，荣血大亏，气色痿疲，纳少头眩，入夜潮热，势已成损，法宗经旨，久崩久漏，宜清宜通。生地、丹皮、知母、白芍、茜草、丹参、侧柏叶、牡蛎、橘络、生石决明，另补中益气丸。

（选自《费伯雄医案》）

【医家小传】

罗元恺（1914—1995），中医妇科学家，出身于书香世家，其父以儒通医。1956
年参与筹办广州中医学院，先后任金匮教研组、妇儿科教研组及妇产科教研室主任。
从医执教50余年，长于内、儿、妇科，尤精于妇科。主要著作有《克明医刊》《点
注妇人规》《罗元恺医著选》等，主编《中医儿科学》《中医妇科学》《高等中医院校
教学参考丛书·中医妇科学》等。

第四节　盆腔炎

【学习目标】
1. 掌握清热解毒法在盆腔炎中的应用。
2. 熟悉化瘀止痛、健脾除湿法在盆腔炎的应用。
3. 了解盆腔炎的概念、病因、病机及治法。

盆腔炎是指女性内生殖器官及其周围结缔组织、盆腔腹膜发生的炎症。盆腔炎分
为急性盆腔炎和慢性盆腔炎。慢性盆腔炎是急性期治疗不彻底迁延而来，其发病时
间长，病情较顽固。盆腔的炎性疾病不仅局限于某个部位，可以同时累及几个部位，
最常见的盆腔炎有输卵管炎、输卵管积水、囊肿等，最主要的并发症是引起慢性疼
痛与不孕症。慢性盆腔炎主要是由于经行产后，胞门未闭，风寒湿热之邪或虫毒乘
虚内侵，与冲任气血相搏结，蕴结于胞宫，反复进退，耗伤气血，虚实错杂，缠绵
难愈而成。主要的证型有湿热瘀结、气滞血瘀、寒湿凝滞、气虚血瘀。治疗上以理
气活血、温通经脉、祛湿清热为主，还可结合外治法之保留灌肠、理疗、热敷等增
强疗效。

示教医案

李某，女，30年。1965年夏初诊。

主诉：小腹刺痛伴阴道流血1周。

现病史：经省市各大医院诊断确诊为"急性盆腔炎"。据患者自述：产后五六日恶露涩少，继而点滴不下，小腹硬痛，手不可近，按之有鸡卵大包块，发烧达39℃以上，曾注射各种抗生素和内服解毒化瘀药，但体温持续不降，小腹疼痛加剧，包块日益增大，又服活血化瘀药数剂，亦无效果，故转院医治。望其面色深红，唇舌紫暗而干，苔黄燥；听其语言壮力，呼吸急促，问其现状，称烦心不宁，食入即吐，口苦饮冷，大便不通，小便如茶，身有寒热，小腹刺痛，阴道不断流出污浊之血，恶臭难闻；按其小腹有硬块如儿头大，稍按即痛不可忍；切其脉象弦滑而数，体温40℃。

诊断：盆腔炎。

辨证：据脉症分析，时值炎热季节，产时亡血耗气，子门大开，邪毒趁虚而入，而致恶血当下不下，蓄积胞宫，毒血相搏，蕴结日久，遂成"胞宫内痈"，故诸症若斯。

治法：清热解毒化瘀。

处方：大黄牡丹汤加减。

双花25g	连翘15g	大黄5g	丹皮15g	桃仁15g
蒲公英20g	地丁20g	生石膏20g	三棱10g	莪术10g
甲珠15g	黄柏10g	乳香15g	没药15g	

2剂，水煎服。

二诊：服药后1日内腹痛加剧，阴道流出大量恶臭脓血，便下燥粪数枚，小溲浑赤，体温降至37℃，口干不甚渴，饮食稍进，诊其脉象弦滑稍数，知其胞内余脓未尽，败血未除，仍以前方减生石膏，加姜黄15克以行恶血。

三诊：随服药两剂后，阴道流出黑紫血条血块，小腹疼痛减轻，二便已通，体温正常，惟神疲乏力，脉弦细而缓。此邪去正衰，气血不足之证，又拟益气养血之方以善后，处方：

人参 10g　　当归 15g　　白芍 15g　　生地 15g　　怀牛膝 15g

麦冬 15g　　龟板 20g　　山萸肉 15g

又连服 4 剂，前后调治 1 周，痊愈出院。

（选自《中医当代妇科八大家·韩百灵》）

医案分析：

（1）"胞宫内痈"一证，前人鲜有论述。至若恶露不下，明·楼英《医学纲目》中说："产后恶露方行，忽然渐少，断绝不来，腹中重痛，此由血滞，宜桃仁汤；如有大痛处，必作痈疽，当以痈疽法治之。"阐明产后恶露不下可以成痈。

（2）本案患者属于急性盆腔炎，医者在辨治上初诊主要抓住毒热、血瘀、痈脓三者，宗仲景大黄牡丹皮汤和《妇人大全良方》桃桂当归丸意，据证化裁，切中病机，因此能效如桴鼓。三诊意在"中病即止"，抓住产后"多虚多瘀"的特点，主要以补气养阴为主，少佐以当归养血活血。

讨论医案

周某，女，32 岁。2000 年 8 月 2 日初诊。

主诉：盆腔炎病史 1 年半。

现病史：患者 1999 年 1 月经某医院确诊为"慢性盆腔炎"，经治疗缓解。近 4 月来两侧少腹胀痛，腰骶酸痛，白带多，色黄，末次月经 7 月 17 日，量多色红，有血块，经行泄泻，纳差，寐不安。刻下：月经周期第 18 天，舌质淡红、苔黄腻，脉细。

诊断：盆腔炎（脾虚湿热夹瘀证）。

治法：健脾除湿，化瘀止痛。

方剂：自拟方。

党参 15g	炒白术 10g	川断 10g	桑寄生 10g	红藤 15g
败酱草 15g	广木香 9g	五灵脂 10g	六曲 10g	山楂 10g
茯苓 10g				

上方水煎服，每日 1 剂，连服 7 剂后腹痛减轻，腰酸消失，舌质淡红，苔薄腻，脉弦细。继按经前期治疗，予以健脾补肾，少佐助阳，处方改为毓麟珠加减：

党参 15g	炒白术 10g	淮山药 10g	炒丹皮 10g	制苍术 10g
茯苓 10g	川断 10g	制香附 10g	泽兰叶 10g	陈皮 6g
五灵脂 10g	紫石英 10g（先煎）			

经过 3 个月经周期的治疗，腹痛消失，月经正常，精神状况好转。嘱其注意休息，避免劳累，以巩固疗效。

（选自《江苏中医》，夏桂成治慢性盆腔炎验案 3 则，2001 年第 12 期）

问题：

（1）分析本案一诊时的病机与治法。

（2）分析一诊处方方义。

（3）联系病理学、妇产学相关知识，回答为何慢性盆腔炎治疗疗程较长。

赏析医案

蔡某，女，35 岁。1971 年 12 月 6 日初诊。

主诉：腰痛、小腹痛 5 年余，腰腹痛加重 5 天。

现病史：患者于 5 年前，自然流产后，开始小腹痛，腰痛。经妇科检查诊为"盆腔炎"，曾用抗生素、物理疗法，症状未减，经服中药后症状好转，但腰痛、小腹痛症状未完全消除。平时面色黄白，白带量多，清稀，小腹发凉。1971 年 12 月 1 日人工流产后，腰痛、小腹痛症状加重，伴有阴道流血，5 天来未止，舌质暗红，脉象沉缓。

诊断：慢性盆腔炎。

辨证：寒湿凝聚，瘀血内停。

治法：活血化瘀，暖宫散寒。

方药：生化汤加减。

当归三钱　　川芎一钱　　泽兰一钱半　　益母草二钱　　桃仁一钱

红花一钱　　炙甘草一钱　　炮姜一钱　　小茴香二钱　　没药一钱

治疗经过：12 月 9 日，服上方 3 剂后，阴道出血已止，仍有轻微腹痛。再以温宫散寒、行气化滞为法，方药如下：

橘核三钱　　荔枝核三钱　　小茴香三钱　　胡芦巴三钱

延胡索三钱　　当归三钱　　川楝子三钱　　枳壳三钱

1971 年 12 月 30 日，服上方 15 剂后，腰腹疼痛消失。1974 年 12 月门诊随诊时称：经检查无任何不适，唯月经量较少。

（选自《刘奉五妇科经验》）

医案选录

黄氏妇，年三十余岁，住湘乡。

适月事来，因感寒中断。往来寒热，少腹部及胁下疼痛如被杖，手不可近。脉弦数，舌苔白而暗。审即《伤寒论》之热入血室，其血必结，故使如疟状也。与小柴胡加归、芍、桃仁、红花、荆芥炭。活血通瘀。

川柴胡钱半　　青子芩一钱　　姜半夏钱半　　清炙草六分

当归须二钱　　赤芍一钱　　　光桃仁三钱　　　红花一钱

荆芥炭一钱　　鲜生姜一钱　　红枣两枚

连服两剂，大便下黑粪，瘥。

（选自《全国名医验案类编》）

【医家小传】

韩百灵（1909—2010），吉林省长春市农安县人。中医妇科专家，韩氏妇科第三代传人，是龙江中医妇科的创始人，韩氏妇科流派之代表。他根据女性独有的生理和病理特点，创立了"肝肾学说"，发展了"同因异病，异病同治"的理论，形成了独具特色的"百灵妇科"，影响甚远，所创经验方50余首，其"百灵调肝汤""育阴汤"已被引用于全国规范教材。

医案练习题

阅读以下医案材料，写出疾病诊断（疾病名、证候）、病机分析、治法、方剂及处方用药。

医案1. 梁某，32岁，未婚，1990年6月3日初诊，痛经10多年，每于经前10多天（相当于排卵期）便疼痛1～2天，腹痛难忍，需卧床休息及服止痛药，至月经来潮前又再次腹痛，月经干净后又逐渐缓解，经色紫暗，夹有小血块，经量不多，周期准，末次月经5月20日，大便干结，形体消瘦，烦躁易怒，舌暗红，脉弦细。

医案2. 顾某，32岁，已婚，营业员。月经于18岁初潮，经水尚准，每28日一行，量正常，3日净。2个月前经水提前10日而来，连绵不止，而复房帏不慎，于上月突然暴崩，血多如注，并夹有血块，持续不止，头眩目花，身不能支，旋即不省人事，昏厥床上，曾赴医院急诊。经治疗后崩势转缓，数日后由崩而转漏。本月崩血又作，乃来就诊。由于流血过多，面色㿠白，心虚气促，据述经水连绵已 40 日，昨夜又复暴崩，腹部隐痛，头晕心悸，腰酸肢软，身体虚弱，精神萎顿，脉弦数，舌苔薄黄。

医案 3. 唐某，女，35 岁，1970 年 6 月 20 日初诊。主诉：小腹隐痛半年余。现病史：半年来，因小腹隐痛，腰酸痛，白带量多，色黄有臭味，婚后 19 余年不孕，曾到医院检查诊为"右侧输卵管囊肿"（大小约 5cm×5cm×6cm），左侧输卵管积水（4cm×3cm×3cm）。曾嘱手术治疗，未同意，来我院门诊。平时食纳不佳，心烦易怒。舌质暗，舌苔白腻，脉沉弦。

第十章　五官科病医案 ▷▷▷▷

中医五官科包含了口齿科、耳鼻喉科、眼科，但由于科学发展，技术进步，传统的中医口齿科学已经逐渐被现代口腔学替代，口齿科部分疾病与内科关系密切，故多采用内科辨证思路、方药治疗。目前有中西医结合口腔科学教材出版，中西医互补，取长补短，优势显著。本章立足于临床实用性，精选了口疮、牙痛、喉痹、脓耳 4 种疾病的医案作为授课内容

第一节　口　疮

【学习目标】
1. 掌握清热燥湿健脾法在口疮治疗中的应用。
2. 熟悉益气解毒法在口疮治疗中的应用。
3. 了解口疮的概念、病因、病机、辨证要点和治疗原则。

口疮是发生在口腔黏膜的浅表性溃疡，一般从米粒大小至黄豆大小，圆形或者卵圆形，具有"黄、红、凹、痛"的临床特征，即溃疡表面覆盖黄色或者白色假膜、周围有红晕带、中央凹陷、疼痛明显。中医学认为，脾开窍于口，舌为心之窍，肾之经络连于舌本，肾之气血与舌相通，足阳明胃经、手阳明大肠经通过经络与口腔相连，血气相贯。因此口腔疾病，特别是口疮、牙痛与心、脾、胃、肠关系十分密切。外感火热邪气、饮食辛辣刺激、忧思恼怒过度、肾阴不足导致火热燔灼肌膜，发为口疮。口疮的辨证要点是辨虚实与辨部位。溃疡表面色黄、高突，周围红肿明显，伴口臭，舌红苔黄腻，脉滑数多为实证；溃疡表面色白或者暗，中央凹陷，周围红肿不明显，病程较长，伴舌淡红，苔薄白，脉沉弱者多为虚证。溃疡位于舌尖

者多属于心火亢盛；溃疡在唇口、颊、口底多为胃肠热盛；溃疡出现与思虑过度或者月经周期相关，多属于肝火；口疮见于更年期女性，伴五心潮热，口干咽燥多为肾阴不足。本病的治疗实则泻火解毒、敛疮止痛，虚则健脾温肾、补气敛疮。

现代医学的复发性阿弗他溃疡、白塞氏综合征可参考本病的治疗。

示教医案

李某，男，56 岁。2005 年 7 月 7 日初诊。

主诉：口腔溃疡反复发作半年余。

近半年来口腔溃疡反复发作，常因饮食不慎、忧思劳累而发病。溃疡疼痛灼热，影响进食和心情，食量正常，形体偏瘦长，面色略淡，夜寐可，小便正常，大便略稀。舌略胖大有齿印，苔中后部淡黄腻，脉弦缓。

中医诊断：口疮。

辨证：脾胃湿热，兼有脾虚。

治法：清热燥湿，兼以健脾。

方剂：方选甘草泻心汤加减。

| 炙甘草 10g | 黄连 5g | 黄芩 6g | 干姜 10g | 大枣 3 枚 |
| 党参 10g | 法半夏 10g | 连翘 10g | 竹叶 10g | 郁金 6g |

7 剂，水煎服，每日 1 剂。

复诊：服药后，口腔溃疡疼痛好转，唯食咸、辣、烫则局部疼痛，食欲略增，大便转成形，余无不适。药已中病，继服上方，先后共服药 70 余剂后，口腔溃疡基本痊愈，自觉无特殊不适而停药。

（选自《当代名老中医典型医案集·五官科分册·陈瑞春医案》）

医案分析：

（1）口疮多为脾胃湿热，但需要考虑患者的一般临床表现。本案口疮没有描述疮疡的特点，是其不足之处。患者大便略稀，舌略胖大有齿印，苔中后部淡黄腻，脉弦缓是辨证要点。脾虚运化无力，则大便不实，忧思恼怒则肝脾不和，故脉弦缓，苔黄腻为湿热内蕴之象，治疗宜健脾清热利湿。

（2）甘草泻心汤是《金匮要略》狐惑病之代表方，也是口疮之专病专方。方中黄连、黄芩是清热解毒治疗疮疡之妙药，佐以连翘、竹叶清心泻火，党参、甘草、大枣等健脾益气。全方若去掉干姜，则更佳，因为口疮多因辛辣刺激加重，临床也有服用姜、桂而加重者，治病需要机圆法活。

讨论医案

龚某，女，42岁。2006年3月21日初诊。

主诉：反复发生口腔溃疡5年余。

患者罹患复发性口腔溃疡5年余，常因劳累、生气或进食辛辣之物后发作。现症见：口腔上下唇及舌缘黄豆粒大小之溃疡4个，表面是黄白色，周围黏膜色红，灼热疼痛，遇热食疼痛加剧，口干口臭，二便尚利。舌质红，苔薄黄而腻，脉细数。

中医诊断：口疮。

辨证：脾胃积热，心火炽盛。

治法：清热降火。

方剂：玉女煎加减。

生石膏 30g	金银花 30g	知母 10g	丹皮 10g	射干 10g
淡竹叶 10g	黄芩 15g	连翘 15g	麦冬 15g	生地黄 12g

川黄连 6g　　生甘草 6g

水煎服，1 日 1 剂。7 剂。

外用：锡类散，吹口，1 日 3 次。

忌食辛辣上火食品，避免情绪激动或过度劳累。

复诊（2006 年 3 月 28 日）：药后口腔溃疡已消。

（选自《当代名老中医典型医案集·五官科分册·孔昭遐医案》）

问题：

（1）试分析本案的病机、治法和方药。

（2）锡类散由哪些药物组成？有何功效？

赏析医案

张某，男，30 岁。2016 年 10 月 25 日初诊。

因进食辛辣食物后，舌根出现溃疡约 0.3cm×0.3cm，色稍红，伴疼痛，曾服用黄连解毒片，外用锡类散未见效果，舌脉无异常，无其他不适。发病 2 周，溃疡无自愈之象，从气虚不能托毒外出论治，拟补中益气汤加减。

黄芪 30g　　升麻 6g　　柴胡 6g　　防风 6g

当归 10g　　党参 10g　　炒白术 10g　　黄连 3g

栀子 4g　　黄柏 6g　　生甘草 6g　　大枣 2 枚

2 剂水煎服，每日 150mL，服后 1 天疼痛减轻，2 日后疼痛消失，溃疡面愈合。

（选自《十年岐黄路·屈杰医案》）

医案选录

某，咽喉上腭溃烂，脉弱而细。宜调养气血，兼以甘凉解毒，毋服苦寒。黄芪三钱，西洋参二钱，生赤首乌六钱，桔梗一钱，射干根二钱，大生地五钱，甘草一钱，生苡仁四钱，上银花三钱。

二诊：已得见效，原方加玄参一钱，甘菊一钱，夏枯草一钱。

三诊：溃烂渐次向愈，此得补药之力也。黄芪三钱，洋参二钱，生赤首乌六钱，射干根八分，甘草一钱，天花粉一钱，大生地四钱，银花三钱，夏枯草二钱。

（选自《外科集腋》）

马妇，十一月十二日。脾湿为肝胃实热所冲动，蒸灼于上，口疮糜烂，吐水味苦，略有微咳，脉滑数而大，经前期而上迟，血分亦为湿邪所困，宜清疏凉化之。青竹茹六钱，知母三钱，条黄芩三钱，地骨皮三钱，生栀子三钱，川黄柏三钱，桑叶三钱，益元散四钱（布包），小川连钱半，莲子心钱半，藕一两，薄荷叶八分。

（选自《孔伯华医集》）

（同治朝太监李莲英）口疮疼痛，脉息左关稍弦，右寸关滑而近数，医家庄守和、张仲元诊断为心脾火郁、胃阳湿热熏蒸，拟清胃散加减。生地黄三钱，黄连八分（酒，研），牡丹皮二钱，石膏三钱（研），栀子三钱（炒），藿梗一钱，连翘三钱，生甘草八分，升麻八分（药引）。

（选自《清宫医案》）

【医家小传】

陈瑞春（1936—2008），江西中医学院教授、主任医师、硕士研究生导师，首批江西省名中医。从事《伤寒论》教学、科研、临床工作 50 余年，重视六经辨证的临床应用，擅长应用经方治疗疑难病，著有《陈瑞春论伤寒》，发表学术论文 60 余篇，成果丰硕。

第二节　牙　痛

【学习目标】
1. 掌握清胃泻火法在牙痛中的应用。
2. 熟悉引火归源法在牙痛中的应用。
3. 了解牙痛的概念、病因、病机与辨证要点。

牙痛，又称为齿痛，是牙齿本身及牙齿周围组织多种疾病的常见症状之一，轻者隐隐作痛，重者坐卧不宁。中医学认为牙痛病理因素主要有虫、火、风。牙痛的病位主要与手阳明大肠经、足阳明胃经、足少阴肾经关系十分密切，因为手阳明大肠经入下齿中，足阳明胃经入上齿中，齿者骨之余，肾主骨。牙痛病因多过食酸甘之物，湿热生虫，或者风寒、风热邪气外犯，或者胃热炽盛，火热上攻，或者肾阴不足，虚火上炎导致牙痛。一般而言，牙痛剧烈，牵引头面，灼热疼痛，牙龈红肿，恶热喜冷饮，多为胃火炽盛，治疗以清胃散、泻黄散等清泻胃火；若牙痛隐隐，牙龈微肿，痛齿摇动，多为肾虚，治疗以知柏地黄丸或者简化肾气丸；若牙痛伴恶风寒，齿龈红肿痛不著，脉沉紧，为风寒牙痛，治疗以麻黄细辛附子汤或者九味羌活汤；若齿中有洞，牙痛剧烈，多为湿热生虫，治疗以清胃散清热泻火，配以白芷、冰片、雄黄等外蘸患处，必要时采用现代医学局部治疗。

现代医学中的牙周炎、龋齿、三叉神经痛等引起的牙齿痛可以参照中医学牙痛治疗。

示教医案

郑某，男，56岁，干部。

自诉因劳累饮酒，进食香燥厚味后出现牙痛，烦躁不宁，站坐不安，夜不能寐，痛至颠顶。主症右腮红肿，牙龈红肿，口干咽红唇裂，渴喜凉饮，大便干结，小便短黄，舌苔黄腻少津，脉象洪数有力。

中医诊断：牙痛。

辨证：胃火炽盛，循经上扰。

治法：清热泻火，通涤腑实。

处方：清胃散加减。

生地黄15g　当归15g　　升麻15g　　枳实12g　　丹皮12g

火麻仁12g　栀子12g　　黄连12g　　甘草6g

煎服2剂即愈。

（选自《河北中医》，193例牙痛辨治体会，1994年第5期）

医案分析：

（1）足阳明胃经多气多血，气有余便是火，酒性湿热，又加香燥厚味，化火生热，导致胃火炽盛，循经上扰，故见牙痛，牙龈红肿。热盛伤津故口渴凉饮，热盛腑实，故见大便干结。脉象洪数有力也是胃火炽盛之象，故治疗宜清胃泻火。

（2）治疗方剂以清胃散加减，方中黄连、栀子、丹皮苦寒泄热，升麻透热解毒，生地黄、当归凉血，枳实、火麻仁行气通便。若此方加入石膏、大黄、牛膝则效果更佳。本案也可以选用泻黄散、玉女煎等化裁治疗。

讨论医案

陈某，女，54 岁。咸阳市五里铺社员。1974 年 1 月 7 日初诊。

患者于 1973 年 12 月初，感右下侧牙龈疼痛，饭后加重，迁延二十余天未予治疗，出现两颊肿胀，上下牙痛，遂来就诊。脉沉细略数，重按即无。四诊合参，属肾虚。龙雷之火不潜，虚火上冲而牙痛。简化肾气丸治疗。

熟地黄 30g　　牛膝 9g　　生地黄 30g　　木瓜 9g　　制附子 8g

肉桂 8g

4 剂水煎服，药后牙痛痊愈。

（选自《王正宇医疗经验存真》）

问题：

（1）分析本案的病机、治法。

（2）肾阴不足、肾阳不足皆可以导致虚火上炎，二者治疗有何区别？

（3）联系中医学基础相关知识，回答何为"龙雷之火"？

赏析医案

王某，男，28 岁。2016 年 4 月 2 日初诊。

近因工作紧张，焦虑过度，出现牙龈肿痛，痛不明显，自觉肿胀，观其牙龈轻度红肿，舌脉无明显异常，饮食、睡眠、二便正常，无其他不适。发病 3 周以来，先后服用替硝唑、左氧氟沙星、阿莫西林、黄连素片，皆无寸效。拟从益气发散火毒论治。方药如下。

黄芪 20g　　升麻 10g　　柴胡 10g　　黄芩 15g　　丹皮 15g

焦栀 15g　　细辛 4g　　白芷 10g　　怀牛膝 15g　　黄连 6g

甘草 6g　　　黄柏 10g　　　连翘 10g　　　葛根 10g

2 剂，水煎服，每日 150mL。服后 2 天疼痛减轻，再以原方 2 剂遂痊愈。

（选自《十年岐黄路·屈杰医案》）

医案选录

（光绪朝瑾妃）牙龈肿痛，便秘烦急，脉息左关弦数，右部沉滑。医家佟文斌、赵文魁诊断为肝胃有热，略感风邪，治以祛风清肝调胃。荆芥穗三钱，防风三钱，薄荷二钱，菊花三钱，生地黄六钱，玄参六钱，龙胆草三钱，赤芍四钱，生石膏六钱（研），栀子四钱（炒），枳壳四钱，瓜蒌六钱，药引大黄三钱（酒）。

（选自《清宫医案》）

王氏，风热牙痛，用辛凉解散。荆芥、薄荷、桔梗、栀子、防风、赤芍、甘草，二服愈。

（选自《类证治裁》）

一人因服补胃热药，致上下牙痛不可忍，牵引头痛，满面发热大痛。足阳明之别络入脑，喜寒恶热，乃是手阳明经中热盛而作也。其齿喜冷恶热，李东垣以清胃散治之而愈。

（选自《古今医案按》）

【医家小传】

王正宇（1909—1982），男，陕西省宝鸡市岐山县人。陕西省著名老中医，陕西中医学院著名方剂学专家、著名中医史学家。毕生致力于方剂学研究，造诣深厚，有"王方剂"美誉。王老学术上兼容并蓄，擅长使用经方、时方、验方治疗疑难病、常见病，临床疗效显著，尤其擅长使用加味导气汤、简化肾气丸等治疗疑难病。其门人著有《王正宇医疗经验存真》一书，比较完整地反映了王老的学术思想和经验。

第三节 喉 痹

【学习目标】
1. 掌握清热解毒法在喉痹治疗中的应用。
2. 熟悉理气化痰法在喉痹治疗中的应用。
3. 了解喉痹的概念、病因、病机与辨证要点。

喉痹是以咽喉肿痛或者咽喉干痒、异物感、咳嗽或者呼吸困难为主要临床表现的疾病。咽喉为肺胃之门户，呼吸之要道，发音之机关。咽喉也是经脉循行之要冲，内应脏腑，关系周身，以通畅为要。外邪侵犯，邪毒留恋咽喉，或者脏腑功能失调，痰火气机郁滞，津液不能上奉以养咽喉均可导致喉痹，表现为咽痛、咽干、咽喉异物感或者咳嗽。根据病程、病理性质，喉痹分为急性喉痹与慢性喉痹。一般而言，急性喉痹多为外感风热邪毒结于咽喉，或者风寒邪气客于咽喉，或肺胃热盛，上熏咽喉所致，一般病情短，症状重。火热邪毒客于咽喉，痹阻咽喉，灼伤津液，壅滞窍道，多见咽喉红肿疼痛，声音嘶哑，咳嗽咯痰，甚至咽喉剧痛，多伴发热，脉滑数。慢性喉痹多为急性喉痹迁延不愈而来，疼痛多不明显，多有咽干不舒，咽喉异物感，或者慢性咳嗽，舌苔白厚腻为痰浊气滞，苔少舌质红，咽喉嘶哑多为虚火上灼。喉痹常用的治法有疏风散热，清热解毒，以银翘散、普济消毒饮为代表方；清肺泻胃，以清咽利膈汤为代表方；散寒解表利咽，以麻黄细辛附子汤为代表方；舒肝化痰利咽，以半夏厚朴汤为代表方；滋阴降火，以知柏地黄丸为代表方。

喉痹相当于现代医学的急慢性咽喉炎、胃食管反流病等。

示教医案

张某，男，33 岁。2006 年 5 月 27 日初诊。

主诉：咽痛 2 月有余。

患者 2 月前感冒引发咽喉肿痛，在家自服头孢类及牛黄解毒片等药物，时好时坏，反复发作，近十余天发现扁桃体表面有脓苔，伴有晚上膝关节困痛。无发热恶寒，无咳嗽，饮食二便尚可。舌质红，舌苔黄厚，脉弦数。西医诊断为急性化脓性扁桃体炎。

中医诊断：喉痹。

辨证：风热结聚，肺胃火盛。

治法：清热解毒，利咽消肿。

方剂：普济消毒饮加减。

黄芩 10g	黄连 15g	玄参 12g	炙甘草 10g	桔梗 10g
板蓝根 12g	连翘 12g	蝉蜕 20g	白芷 10g	栀子 10g
赤芍 15g				

6 剂，水煎服，每日 1 剂，分温 2 服。嘱其避风寒，随诊。

复诊：服用前方后咽喉肿痛减轻，脓苔消失。效不更方，继服 12 剂病告痊愈。

（选自《当代名老中医典型医案集·五官科分册·于己百医案》）

医案分析：

（1）一般而言，风热邪毒聚于咽喉，发为喉痹，多有发热恶风、脉浮等表证，但临床不全如此，本案即是明例。感邪日久，正虚邪恋，往往表证不突出，以咽喉疼痛为主，本案的辨证要点是舌质红，舌苔黄厚，脉弦数以及扁桃体表面有脓苔，这些说明病理性质为热毒，因此治疗以清热解毒、利咽消肿为主。

（2）普济消毒饮是李东垣创立的治疗风热邪毒上攻头面之大头瘟之名方，临床上只要抓住头面局部红、肿、热、痛便可，牙痛、喉痹、口疮皆可以使用。根据辨证论治结果，本案还可以选用有清热解毒之功的银翘散或者银翘马勃散治疗。

讨论医案

张某，女，34 岁。2005 年 9 月 3 日初诊。

主诉：患者患咽喉部堵闷 5 年，加重 1 月余。

咽喉部堵闷 5 年，似有痰或异物，常需"吭喀"清嗓，常因说话多或食辣椒而发病，出现喑哑，咽干，咽痛。1 个多月来因此而不能播音在家休息，夜眠安，大便干，2～3 日一行。察其舌质淡红苔薄白，脉细。

中医诊断：喉痹。

辨证：脾气虚弱，肺失宣降，痰气郁结。

治法：健脾理气，化痰散结。

处方：半夏厚朴汤合麦茯苏贝饮加减。

半夏 10g	川厚朴 6g	茯苓 12g	蝉蜕 10g	白僵蚕 10g
桔梗 10g	射干 12g	苏叶 12g	川贝母 12g	麦冬 12g
青果 10g	玄参 12g	生甘草 6g	木蝴蝶 6g	

3 剂，水煎服，每日 1 剂。

复诊：服药后，咽喉堵闷感减轻，故效不更方，方药随证略有加减，又服药 8 剂，而后诸症痊愈。

（选自《当代名老中医典型医案集·五官科分册·卢化平医案》）

问题：

（1）痰气阻滞咽喉的临床表现有哪些？

（2）试分析本案的处方用药特点。

赏析医案

芦某，女，35岁，西北国棉七厂工人。1976年3月14日初诊。

患者自1975年6月起咽喉疼痛，曾在口腔科治疗，并服用中药治疗，无效。近1周来疼痛增加，吞咽更甚，咯黏稠痰，夜间多伴胃脘以及胸骨后灼痛，患者大便溏薄，饮食尚可，舌红苔薄略干，脉沉弦略涩滞。

诊断：喉痹。

辨证：湿热阻滞，气机不畅。

治法：清化湿热，解毒利咽。

方剂：甘露消毒丹化裁。

茵陈 12g	黄芩 9g	连翘 12g	薄荷 5g	藿香 6g
射干 9g	桔梗 9g	枳壳 9g	牛蒡子 12g	白蔻 3g
贝母 8g	甘草 6g			

3月10日二诊：上方服用3剂，咽喉、胃脘疼痛大为减轻，胸背后灼痛消失，声音复得清爽，大便正常，脉舌如前。仍守原法，上方加蝉衣，继续服用3剂。

4月9日三诊：近日感冒后又觉声音嘶哑疼痛，舌淡红少苔，脉沉弦。属风热邪毒客于咽喉，治疗以疏风清热，解毒散结。以玄麦甘桔汤加味处方。

玄参 12g	麦冬 9g	桔梗 9g	贝母 8g	射干 9g
山豆根 8g	藿香 5g	薄荷 5g	蝉衣 5g	大青叶 9g

连翘 9g　　　甘草 6g

3 剂诸证痊愈。

（选自《王正宇医疗经验存真》）

医案选录

陈（右），喉痹燥痛，咳嗽咯痰不爽，头疼眩晕。产后阴液亏耗，厥少之火上升，肺失清肃。宜滋阴清肺而化痰热。大生地三钱，京元参二钱，大麦冬二钱半，蛤粉炒阿胶钱半，生甘草八分，苦桔梗一钱，霜桑叶三钱，川象贝各二钱，瓜蒌皮三钱，甜杏仁三钱，藏青果一钱　冬瓜子三钱，猪肤三钱（刮去油毛），干芦根一两（去节）。

陶（左），喉痹燥痛，咳嗽音声不扬，脉象细弱。肺肾阴亏，金碎不鸣，虑成肺损。宜培土生金，养肺化痰。蛤粉炒阿胶二钱，川象贝各二钱，甜光杏三钱，蜜炙马兜铃一钱，抱茯神三钱，怀山药三钱，南沙参三钱，净蝉衣八分，冬瓜子三钱，冬桑叶三钱，瓜蒌皮三钱，北秫米三钱，凤凰衣钱半，猪肤三钱（刮去油毛）。

（选自《丁甘仁医案》）

【医家小传】

于己百（1920—），男，山东省烟台市人。原甘肃中医学院院长、教授，甘肃省名中医。从事中医药临床、教学 60 余年，治学严谨，学术造诣深厚，主要从事伤寒论、中医内科等教学，临床擅长应用经方治疗疑难病、常见病。《于己百医案精解》一书系统反映了于老学术思想和医疗经验。

第四节　脓　耳

【学习目标】
　　1. 掌握补肾利湿法治疗脓耳的思路。
　　2. 熟悉清热解毒法治疗脓耳的思路。
　　3. 了解脓耳的概念、病因、病机。

　　脓耳，又称为聤耳、耳疳等，是以鼓膜穿孔、耳内流脓、听力下降为主要症状的耳病。中医学认为，风热湿邪、肝胆湿热、脾虚湿盛等导致湿浊邪毒停聚耳窍发为本病。临床主要根据发病的缓急，脓液的特点，全身的伴随症状综合辨证。一般来说，初期多为实证、热证，后期多虚实夹杂。黄脓多为湿热，红脓为火盛，白脓为脾虚，臭秽黑腐为肾虚。治疗以辨证论治为主，重视排脓祛湿。常用的治法有清泻肝胆，代表方为龙胆泻肝汤；健脾祛湿，代表方为托里消毒散；滋肾清热，代表方为知柏地黄丸。

　　本病相当于现代医学的急慢性中耳炎。

示教医案

　　刘某，男，32 岁。1993 年 10 月 8 日初诊。

　　右耳流脓，时多时少，有臭味，伴听力下降、耳鸣 20 余年。曾在多家医院治疗，屡用中西药物治疗不效而来诊。诊见：症状如前，伴梦遗，口干微苦，纳可，二便调，无头痛、头晕，舌淡红，舌苔黄微厚，脉细。检查：右耳膜紧张部中央性中等大穿孔，锤骨柄部分破坏、缺损，并见到微黄、微臭分泌物排出，未见肉芽组织及胆脂瘤样物。查乳突部 X 线，未见骨质破坏。西医诊断：慢性化脓性中耳炎。

中医诊断：脓耳。

辨证：肾元亏损，湿热停聚。

治法：益肾培元，清利湿热。

处方：肾气丸加减。

| 熟附子 8g | 山药 15g | 熟地黄 15g | 山茱萸 12g | 泽泻 12g |

| 丹皮 12g | 鱼腥草 12g | 地肤子 12g | 皂角刺 10g |

7 剂，每天 1 剂，水煎服。

10 月 15 日二诊：耳流脓明显减少，耳鸣减轻，口微干苦，舌脉同前。效不更方，原方去熟地黄，加桃仁 12g，乳香 10g，以加强活血去腐之力，7 剂。

10 月 22 日三诊：耳流脓、耳鸣消失，舌淡红，苔薄白，脉细。专科检查：耳膜穿孔处已经无脓液，但微湿润，淡红，无臭。正气已经恢复，湿热渐消，继续以上方加白术 12g 治疗。

（选自《新中医》，王德鉴教授以扶正祛邪法治疗耳鼻喉疾病验案举隅，

2006 年 7 期）

医案分析：

（1）脓耳治疗当分虚实。本案患者患病 20 余年屡治无效，因此必须详细辨证。患者正值青壮年，既无头晕神疲，又无腰膝酸软，故容易忽视从肾论治。但仔细考虑，患者脉细、梦遗也是肾虚之象，另外肾开窍于耳，久病必肾也是治疗的思路。中医学所说的肾虚不一定需要肾虚的系列表现，比如中医学认为腰痛无论何原因，都与肾虚有关，故治疗都要补肾。脓耳久治不愈也可以参照此思路。

（2）本案从补肾论治，应该是一种顿悟思维，并非理性辨证论治思维的结果。以肾气丸加减治疗，肾气丸温补肾阳，鱼腥草、地肤子清热除湿止痒，皂角刺排脓祛湿，后加乳香也有敛疮生肌之意。

讨论医案

赵某，男，4 岁。1999 年 5 月 15 日初诊。

主诉：患儿感冒 4 日，右耳深部疼痛。

患儿感冒第 4 天，发烧已退，但右耳深部疼痛。翌日更痛且难以忍受，身体也同时出现疼痛。今日高烧，体温 38.5℃，疼痛如雀啄，日夜难眠，大便两日未解，拒食狂饮，溲赤。察其右耳鼓膜，窥测不清楚，深部已有黄色稠脓积潴，擦净后可见鼓膜充血，中央部已有细小溃孔，脓从内部排出，呈灯塔征，鼓沟及其附近也呈充血状态。右颈颌下可扪到肿大淋巴结，无粘连，无压痛。舌黄腻苔，脉数（102 次 / 分）。此乃感冒时邪，不泄横窜，化热生脓，犯及听宫。

中医诊断：脓耳。

辨证：热毒壅盛证。

治法：清热解毒。

方剂：黄连解毒汤加减。

川黄连 2g　　黄芩 2g　　　黄柏 2g　　　甘草 3g　　　金银花 6g

苍术 3g　　　浙贝母 6g

3 剂，水煎服，每日 1 剂。另黄柏水 3 支，用法面嘱。

二诊（1999 年 5 月 19 日）：脓泄很多，质稠而厚，昨日起转为稀白色。寒热退，食欲渐来，平静能眠，大便已解。察其外耳道脓液潴积，清除后可见鼓膜中央性穿孔，旁及鼓沟的充血消失，恢复正常状态。体温：36.8℃，舌薄苔，脉平。大脓一泄，邪毒排空，但仍宜重视与治疗，诚恐转入慢性，则后患无穷矣。用药则宗外科惯例"高峰苦寒以挫其峰，溃后甘寒以理其后"，改取五味消毒饮。处方：

金银花 6g　　菊花 6g　　　紫花地丁 6g　　蚤休 6g　　　半枝莲 6g

白芷 3g　　　浙贝母 6g　　　桔梗 4g　　　甘草 3g

5 剂，水煎服，每日 1 剂。

三诊（1999 年 5 月 25 日）：服上方后，脓液日见减少，一切进入正常状态，嬉戏而食欲旺盛。察其外耳道干净干燥，鼓膜溃孔残痕已模糊难见，舌薄苔，脉平。慢性之虑可免。再予解毒，做扫尾之用。处方：丁半合剂 2 瓶，50mL，开水兑服，每日两次。第 5 日停药。

注：丁半合剂由紫花地丁、半枝莲、金银花等组成，是协定处方。

（选自《临床中医家干祖望》）

问题：

（1）阅读医案，回答一诊为何不用五味消毒饮治疗？

（2）试分析本案一诊病机和治法。

赏析医案

顿某，男，36 岁，七厂中学教师。1975 年 3 月初诊。

患者自诉去年 10 ～ 11 月患急性中耳炎，耳内红肿疼痛，耳鸣不止，经检查耳膜内陷，曾注射抗生素治疗 3 周而无效，舌红脉数。遂拟滋阴降火，清肝通络治疗，以经验方二通汤处方，7 剂，水煎服。

夏枯草 12g　熟地黄 12g　　路路通 9g　　木通 6g　　　细辛 3g

知母 6g　　　黄柏 6g　　　生甘草 3g

1976 年 2 月 15 日再诊，近一年来患者上述症状未发作，近日又复发伴食欲不振，舌苔灰腻，脉浮濡，治以清热利湿。

藿香 9g　　　佩兰 9g　　　香薷 6g　　　厚朴 6g　　　薏苡仁 15g

茯苓 9g　　　泽泻 9g　　　苍术 6g　　　陈皮 9g　　　黄芩 9g

茵陈 9g　　　神曲 9g

2 月 20 日三诊：连服 3 剂，耳疾告愈。

（选自《王正宇医疗经验存真》）

医案选录

某（十八），左耳聤痛，舌白脉数。体质阴虚，夹受暑风，上焦气热。宜用辛凉轻药。鲜菊叶、苦丁茶、黑山栀、飞滑石、连翘、淡竹叶。

（选自《临证指南医案》）

薛立斋治一妇人因怒发热，每经行两耳出脓，两太阳作痛，以手按之，痛稍止，怒则胸胁乳房胀痛，或寒热往来，小溲频数，或小腹胀闷，皆属肝火血虚。用加味逍遥散，诸证悉退，以补中益气汤加五味而痊。

（选自《古今医案按》）

【医家小传】

干祖望（1912—2015），男，江苏省金山县人。我国著名中医耳鼻喉科学家，南京中医药大学教授，第二届国医大师。从事中医临床、教学等工作 60 余年，成就斐然，发表论文 326 篇，著书 9 部，是享誉国内的著名中医学家，为当代中医耳鼻喉科学的发展做出了卓越贡献。

医案练习题

阅读以下医案材料，写出疾病诊断（疾病名、证候）、病机分析、治法、方剂及处方用药。

医案 1. 石某，男，51 岁。反复口腔黏膜溃疡半年。患者半年前开始出现口腔黏膜溃疡，伴牙龈肿痛，自服用三黄片、含服华素片治疗，时轻时重，纳食一般，大便干结，舌尖红，舌苔黄腻，脉滑有力。

医案 2. 吴某，男，46 岁。主诉咽喉干痒不舒 5 年。目前症见咽喉干燥，痰少而黏，干咳伴手足心发热，夜寐梦多，口干喜凉饮，舌红而干，苔略黄，咽后壁淋巴滤泡增生，色暗红。

医案 3. 姜某，女，49 岁。反复牙痛 1 月。患者无明显原因出现牙痛伴牙齿松动，牙龈轻度红肿，下午加重，伴耳鸣，腰膝酸软，五心烦热，口干，脉细，舌淡红，少苔。

医案 4. 钱某，女，47 岁。反复右耳流脓 2 年。患者 2 年前无明显原因出现耳内流脓，经过抗生素治疗后，时轻时重。刻下耳内流黄白色脓水，耳鸣，听力下降，伴畏寒，腰膝酸软，舌淡胖，脉细滑。

主要参考书目

1. 陶广正，高春媛. 古今名医医案评析. 北京：中国中医药出版社，2012.

2. 鲁兆麟. 中医医案学. 北京：北京科学技术出版社，2013.

3. 鲁兆麟. 近现代中医名家临证类案. 北京：北京科学技术出版社，2014.

4. 贺兴东，等. 当代名老中医典型医案集. 北京：人民卫生出版社，2014.

5. 何廉臣. 全国名医验案类编. 北京：北京科学技术出版社，2014.

6. 清·叶天士. 临证指南医案. 北京：人民卫生出版社，2006.

7. 陈可冀，张京春主编. 清宫医案精选. 北京：中国医药科技出版社，2013.

8. 清·林佩琴. 类证治裁. 北京：中国中医药出版社，2008.

9. 张玉珠. 咳喘病效验录. 北京：学苑出版社，2013.

10. 刘建和，等. 国医大师医论医案医方肺系病证辑要. 北京：人民军医出版社，2013.

11. 邝卫红. 古今名医临证实录丛书·胃肠病. 北京：中国医药科技出版社，2013.

12. 尹国有. 国医大师内科验案精选240例. 北京：人民军医出版社，2013.

13. 朱世增. 关幼波论肝病. 上海：上海中医药大学出版社，2009.

14. 杨建宇，等. 国医大师治疗中风经典医案. 郑州：中原农民出版社，2013.

15. 杨志宏. 大国医经典医案诠解病症篇·眩晕头痛. 北京：中国医药科技出版社，2016.

16. 徐信义. 古今名医临证实录丛书·中风. 北京：中国医药科技出版社，2013.

17. 张大宁. 古今肾病医案精华. 北京：中医古籍出版社，2004.

18. 傅文录. 当代名医肾病验案精华. 北京：中国中医药出版社，2012.

19. 中国中医研究院广安门医院. 朱仁康临床经验集·皮肤外科. 北京：人民卫生出版社，2005.

20. 北京中医医院．赵炳南临床经验集．北京：人民卫生出版社，2006.

21. 陈明岭，艾华．当代中医皮肤科临床家丛书·艾儒棣．北京：中国医药科技出版社，2014.

22. 梁文珍．中医临床家徐志华．北京：中国中医药出版社，2001.

23. 张文康．中医临床家罗元恺．北京：中国中医药出版社，2001.

24. 杨援朝．古今专科专病医案妇科．西安：陕西科学技术出版社，2004.

25. 朱南孙，朱荣达．朱小南妇科经验选．北京：人民卫生出版社，2005.

26. 中国中医研究院西苑医院．钱伯煊妇科医案．北京：人民卫生出版社，2005.

27. 北京中医医院．刘奉五妇科经验．北京：人民卫生出版社，2006.

28. 张玉珍．中医妇科学．北京：中国中医药出版社，2005.

29. 周仲瑛．中医内科学．北京：中国中医药出版社，2005.

30. 李元聪．中西医结合口腔科学．北京：中国中医药出版社，2012.

31. 熊大经，刘蓬．中医耳鼻喉科学．北京：中国中医药出版社，2012.

32. 王学华，王少颖．消渴病古今名家验案全析．北京：科学技术出版社，2003.

33. 王焕生，等．王正宇医疗经验存真．西安：世界图书出版社公司，2000.

34. 邓小英．大国医经典医案诠解病证篇·冠心病．北京：中国医药科技出版社，2016.

35. 刘春莹．大国医经典医案诠解病证篇·风湿免疫．北京：中国医药科技出版社，2016.

36. 杨景锋．大国医经典医案诠解病证篇·脾胃病．北京：中国医药科技出版社，2016.